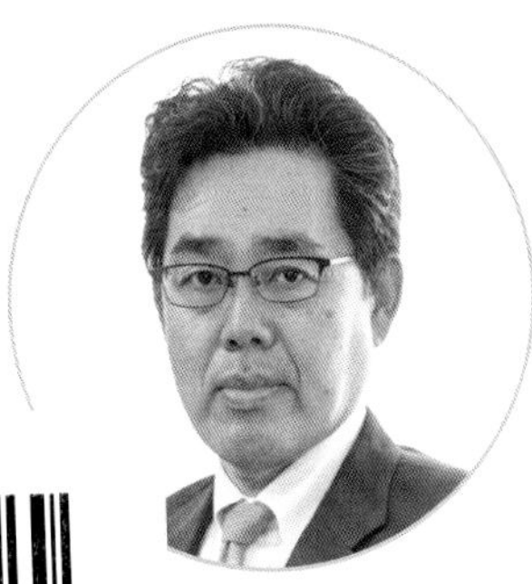

30日30種脳ドリルで 脳を積極的に使い 認知機能を 高めましょう！

監修
東北大学教授
川島隆太（かわしまりゅうた）

川島隆太先生 プロフィール

1959年、千葉県生まれ。1985年、東北大学医学部卒業。同大学院医学研究科修了。医学博士。スウェーデン王国カロリンスカ研究所客員研究員、東北大学助手、同専任講師を経て、現在は東北大学教授として高次脳機能の解明研究を行う。脳のどの部分にどのような機能があるのかという「ブレイン・イメージング」研究の日本における第一人者。

50代を迎えるころから、
もの忘れが増えてくる人が多くなってきます。
年だからしかたがないと割り切る一方で、
記憶力の低下を不安に感じる人も
少なくないでしょう。

加齢による脳の衰えは、
あきらめないことが何よりも肝心。
脳のトレーニングを行うことで、
その機能は向上します。
簡単な計算や音読で、
脳の司令塔ともいえる
前頭前野の血流が活発になることが、
証明されているのです。

本書は、簡単な計算や文字を使い、
ひと工夫を加えたドリルを収録しています。
1ヵ月、毎日違ったドリルを実践し、
脳を積極的に使うことで、
脳の衰えに歯止めをかけられます。

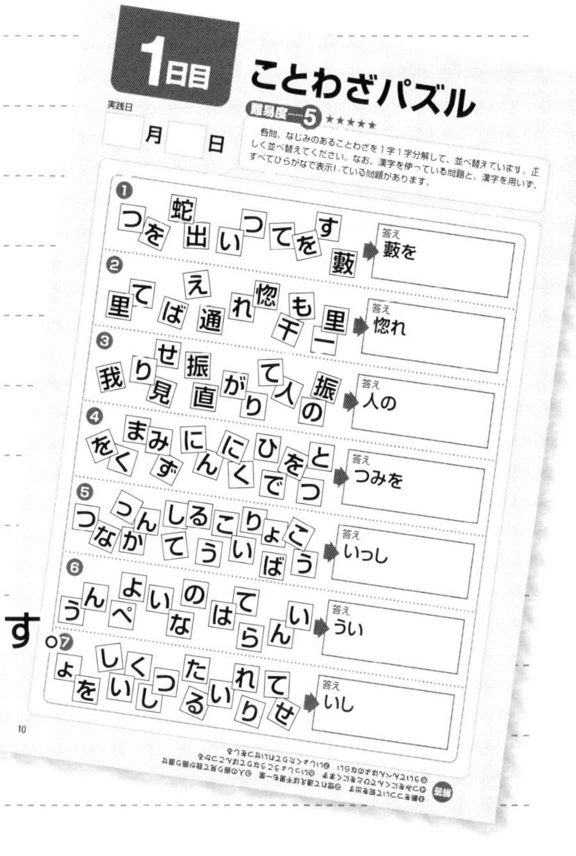

計算や漢字の問題を毎日少しずつ行えば脳が活性化されて記憶力や判断力もみるみる高まります

脳の働きの低下は認知症につながる

日本は、長年にわたり世界有数の長寿国となっています。厚生労働省が2021年に公表した「簡易生命表」によると、2020年の日本人の平均寿命は女性が87.74歳、男性が81.64歳で、過去最高を更新しました。

長生きすることは喜ばしいことですが、体と同じように、脳もいかに長く健康を維持できるかが肝要です。脳の働きが低下すると、認知症につながる可能性もあります。

認知症は、さまざまな原因で脳の細胞が死んだり、働きが悪くなったりして起こります。もの忘れに始まり、判断力、感情の表現、時間の管理などが徐々に難しくなり、自分のまわりの現実をどんどん認識できなくなっていきます。

2021年6月、FDA（米国食品医薬品局）は、認知症の新薬を承認し、注目を集めました。これは、脳神経が変性して脳の一部が萎縮していく過程で起こるアルツハイマー型認知症の治療新薬です。

認知症の中で最も多いのがアルツハイマー型認知症であることから、この新薬はとても期待されています。

簡単な学習療法が認知症の症状を改善

最近では、薬などを使わずに認知症の症状を改善する治療法の研究も進んでいます。なかでも、私が特に取り組んでいるのが「学習療法」と呼ばれる方法です。学習療法の開発は、2001年から開始されました。これまでに国内外で多くの実証試験が行われ、人種や言語に関係なく、認知症の症状を改善する効果があることが証明されています。

具体的には、家族の顔を認識できるようになった、無表情だった人が笑顔を見せるようになった、生活全般に意欲が出てきたなど、

●認知症患者の年代別割合

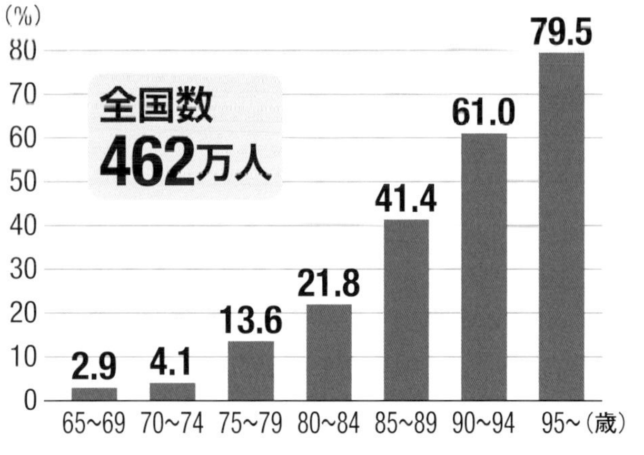

出典：厚生労働省研究班推計（2013年）

●認知症の主な原因疾患

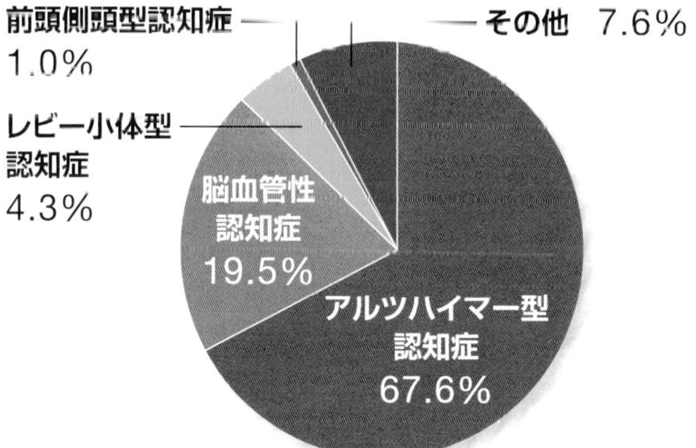

出典：都市部における認知症有病率と認知症の生活機能障害への対応（2013年5月）

脳の神経細胞の働き

脳全体にはおよそ1000億個の神経細胞があるといわれる。神経細胞には2種類のヒゲ（樹状突起と軸索）があり、別の神経細胞とつながりあって、複雑なネットワークを作っている。

数字や文字を使った問題に取り組むことで、脳の司令塔である「前頭前野」の体積が増えることが確かめられている。脳の神経細胞の活動を支える栄養分の量が増え、神経細胞間で情報を送り合う神経線維が長くなったり、枝分かれが増えたりして、より働きやすい脳に変化する。

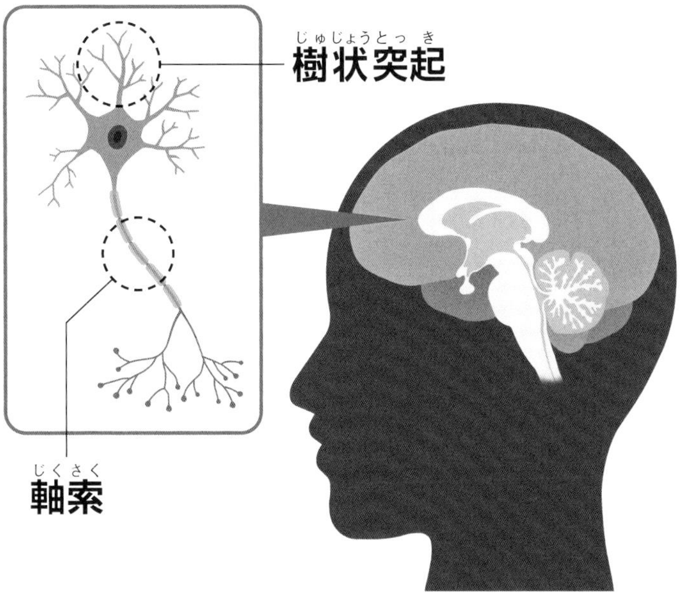

さまざまな改善効果が見られています。

では、学習療法とはどんなものなのでしょうか。難しく思うかもしれませんが、それは誤解です。脳科学の研究では、あえて難しいことに取り組んでも、脳はあまり働かないことがすでにわかっています。

実際の学習療法で行うのは、数字や文字を使った単純作業のくり返しです。たとえば、1けたの計算や、簡単な文字の暗唱、書き取りなど。特別、長い時間をかけて取り組む必要もなく、短時間で十分です。

前頭前野が活性化し体積も増えてくる

人間の脳は大きく、「前頭葉」「頭頂葉」「側頭葉」「後頭葉」の4つに分けられます。その中で、最も重要な働きをしているのが、前頭葉にある「前頭前野」という部分です。前頭前野は、額のすぐ後ろに位置しています。

これまでの研究から、前頭前野は記憶力や考える力、行動や感情の抑制、人とのコミュニケーション力など、高度な役割を果たしていることが明らかになっています。まさに、人間が人間らしく生きるためには、前頭前野は欠かせない存在です。

実は、数字や文字の簡単な問題に取り組むと、脳の血流が盛んになり、前頭前野が活性化することが確かめられています。そして、問題をできるだけ速く解きつづけていくことによって、前頭前野は鍛えられ、体積を増やすこともできます。

前頭前野の体積が増えるというのは、脳の神経細胞の活動を支える栄養分の量が増えることになります。それによって、神経細胞間で情報を送り合う神経線維が長くなったり、枝分かれが増えたりして、前頭前野がより働きやすくなるのです。

その結果、計算力や記憶力などが高まりますが、それだけではありません。たとえば、感情を上手にコントロールできるようになります。高齢になるとキレやすくなるといわれますが、突発的な感情を抑えることができ、無性にイライラすることも減ってきます。

注意力や判断力、空間の認知能力も向上。ものの見分けや話の聞き分けができるようになり、あまり道に迷わず、目的地にたどり着けるようにもなります。

そのほか、新しいことへの興味や意欲もわくようになってきます。毎日の生活が楽しくなり、充実感も高まるのです。

本書の脳ドリルは脳の前頭前野の血流を増やし認知機能の向上に役立つと試験で確かめられました

前頭葉の前頭前野は「脳の司令塔」

脳の認知機能をつかさどっているのは、前頭葉の大部分を占める「前頭前野」です。

前頭前野は記憶や計算、思考、判断、学習など、高度な認知機能を担っています。そのほか、意欲や感情のコントロール、人とのコミュニケーション力なども担当。いわば、人間が人間らしく生きるための「脳の司令塔」といっても過言ではありません。

しかし、20代以降は前頭前野の働きが低下していきます。前頭前野が衰えると、記憶力や理解力、考える力がしだいに弱まっていきます。加齢とともに、もの忘れなどが増えてくるのは、ある意味、自然の摂理です。しかし、いつまでも人間らしく生活するためには、前頭前野の衰えを防ぎ、活性化することが大きなカギを握っています。

前頭前野の衰えは加齢も影響しますが、「使わない」というのも大きな原因です。

脳の前頭前野は、体と同じで日常的に使って鍛えていけば、活性化して本来の機能を取り戻そうとします。

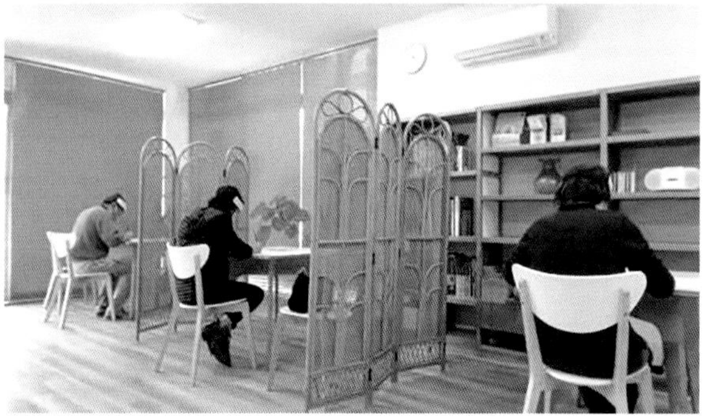
本書脳ドリルの試験のようす

脳が活性化するしくみ

文字や数字の問題を素早く解く

▼

脳の血流が高まり、
脳の司令塔(前頭前野)が活性化

▼

しっかり働く脳になり、
物忘れやうっかりミスも減る!

どんなときに前頭前野が活性化するのかというと、簡単な数字や文字の脳ドリルを解いているときです。難しい問題を解くほうが活性化しやすいと思われがちですが、実際はやさしい問題をできるだけ速く解くほうが、前頭前野は活性化します。

簡単な脳ドリルで前頭前野が活性化した

それを調べるために、私たちは「NIRS(ニルス)」(近赤外分光分析法)という機器を使って、試験を行いました。

NIRSは、太陽光にも含まれる光を使って前頭前野の血流を測定できる機器です。脳ドリルを解いているときに前頭前野の血流が増えていれば、活性化していることを意味します。逆に血流が変わらなければ、活性化していないことになります。

試験は2020年12月、新型コロナウイルスの感染対策を万全に施し、安全性を確保した

●トポグラフィ画像（脳血流測定）

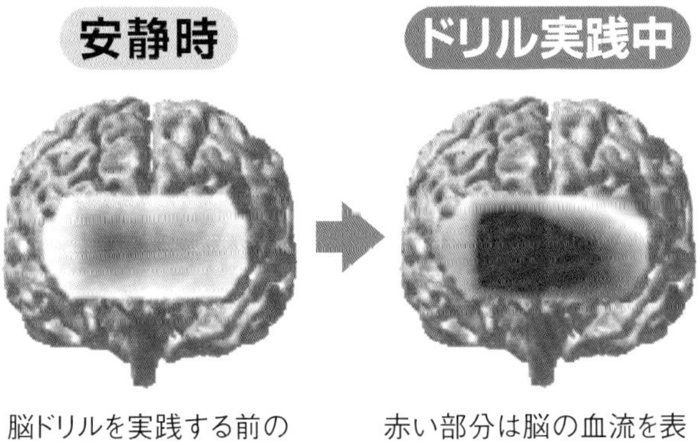

脳ドリルを実践する前の前頭前野の血流

赤い部分は脳の血流を表している。脳ドリルの試験中に血流が向上した

●言葉パズル系ドリルの脳活動

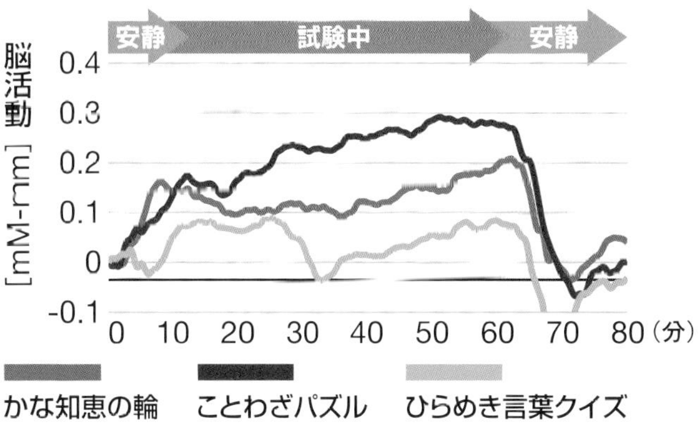

出典：言葉パズル系脳ドリルの脳活動
「脳血流量を活用した脳トレドリルの評価」より

うえで実施しました。

対象者は60～70代の男女40人です。全員、脳の状態は健康で、脳の病気の既往症はありません。試験で使用したのは「漢字」「計算」「言葉」「論理」「知識」「記憶」「変わり系」の７系統、計33種類の脳ドリルです。

どの脳ドリルも難しいことはありません。たとえば、ことわざを題材にしたパズルや、ひらがなで書かれた計算式の答えを出すなど、ゲーム感覚で解いていけます。

参加者の方々は制限時間を意識しながらも、楽しく解いていました。楽しく解くことは、前頭前野を活性化させます。脳は正直なもので、難しい問題で頭を悩ませても、活性化してくれないのです。

脳ドリルはより速く解いていくことが肝心

試験では、全33種類の脳ドリルを分担し、１人あたり15種類の問題を解いていただきました。**その結果、33種類の脳ドリルすべてが、安静時と比較して、前頭前野の血流を増加させたことがわかりました。そのうち27種類では、顕著に血流が増加。脳ドリルで前頭前野が活性化し、認知機能が向上することが証明されたのです。**

本書では、試験で検証したものと同種のドリルを１ヵ月分、30種類を収録しています。

実際に取り組むさいは、間違えることを気にせず、制限時間内にできるだけ速く解くことを心がけてください。正解にこだわり、じっくり考えて答えていっても、前頭前野を鍛えるトレーニングにはなりません。確実に正解を導き出すよりも、素早く解いていくほうが、前頭前野は働きやすくなるのです。

その結果、頭の回転は速くなり、脳の作業領域が大きくなることで、記憶できる量も増えていきます。毎日少しずつ脳のトレーニングを行っていけば、前頭前野は活性化し、計算力や記憶力は高まっていきます。

また、注意力や判断力が向上したり、新しいことへの意欲や興味がわいてきたりします。脳ドリルの実践によって、脳が元気になり、日常生活の質も向上していきます。

●ドリル種類別の脳活動

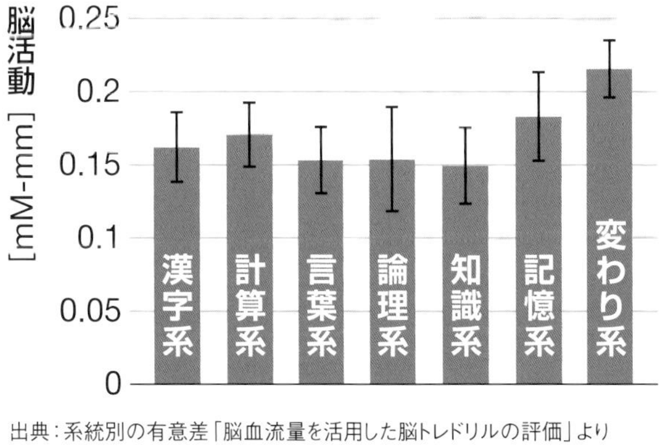

出典：系統別の有意差「脳血流量を活用した脳トレドリルの評価」より

毎日脳活 30日30種脳ドリルの効果を高めるポイント

ポイント1 毎日続けることが大切

「継続は力なり」という言葉がありますが、脳ドリルは毎日実践することで、脳が活性化していきます。２～３日に１度など、たまにやる程度では効果は現れません。また、続けていても途中でやめると、せっかく元気になった脳がもとに戻ってしまいます。毎日の日課として、習慣化するのが、脳を元気にするコツだと心得てください。

ポイント2 1日2ページ、朝食後の午前中に

１日のうちで脳が最も働くのが午前中です。できるかぎり、午前中に取り組みましょう。一度に多くの脳ドリルをやる必要はなく、１日２ページでOK。短い時間で集中して全力を出しきることで、脳の機能は向上していくのです。また、空腹の状態では、脳はエネルギー不足。朝ご飯をしっかり食べてから行いましょう。

ポイント3 できるかぎり静かな環境で

静かな環境で取り組むことがポイントです。集中しやすく、脳の働きもよくなります。テレビを見ながらや、ラジオや音楽を聞きながらやっても、集中できずに脳を鍛えられないことがわかっています。周囲が騒がしくて気が散る場合は、耳栓を使うといいでしょう。

ポイント4 制限時間を設けるなど目標を決めて取り組もう

目標を決めると、やる気が出てきます。本書では、年代別に制限時間を設けていますが、それより少し短いタイムを目標にするのもいいでしょう。解く速度を落とさずに、正解率を高めていくのもおすすめです。１ヵ月間連続して実践するのも、立派な目標です。目標を達成したら、自分にご褒美をあげると、さらに意欲も出てきます。

ポイント5 家族や友人といっしょに実践しよう

家族や友人といっしょに取り組むのもおすすめです。競争するなどゲーム感覚で実践すると、さらに楽しくなるはずです。何よりも、「脳を鍛える」という同じ目的を持つ仲間と実践することは、とてもやりがいがあります。脳ドリルの後、お茶でも飲みながらコミュニケーションを取ることも、脳の若返りに役立つはずです。

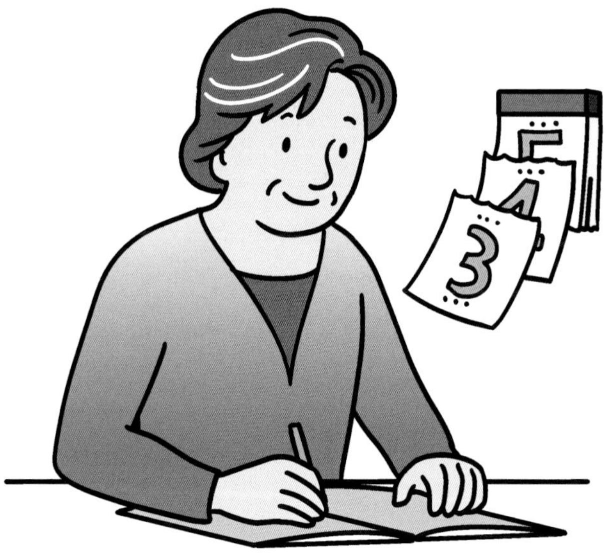

記憶力・思考力を目覚めさせる!

脳トレマラソン ドリル30種一覧

記憶力・認知力アップ

問題を手がかりに一時的に覚える「短期記憶」と子どものころに習った漢字など「思い出す力」を鍛えます

- 2日目 時計文字盤クイズ
- 7日目 同音異義語セレクト
- 11日目 熟語ハニカム迷路
- 16日目 三字熟語穴うめ推理
- 19日目 読み方競争
- 20日目 難解漢字しりとり
- 24日目 文節クロス
- 30日目 音訓変換漢字

時計文字盤クイズ

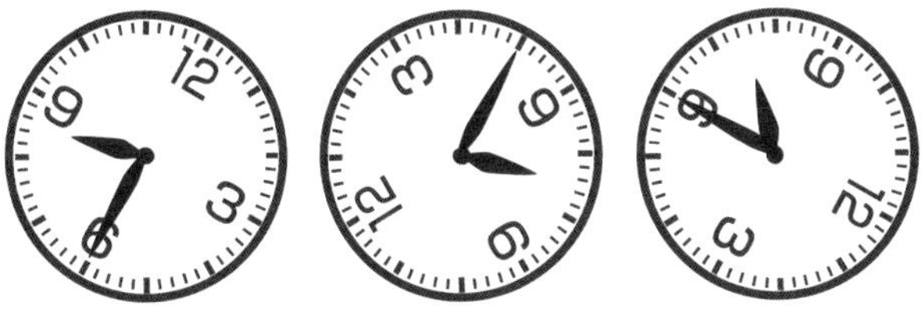

注意力・集中力アップ

指示どおりの文字を探したり、同じような絵から違うものを見分けたりするなど、注意力・集中力が磨かれます

- 3日目 運命の糸たどり
- 9日目 スポーツ間違い探し
- 17日目 迷路で言葉クイズ
- 21日目 影絵識別カウント
- 22日目 言葉から連想熟語
- 23日目 アルファベット並べ
- 25日目 漢字スケルトン

アルファベット並べ

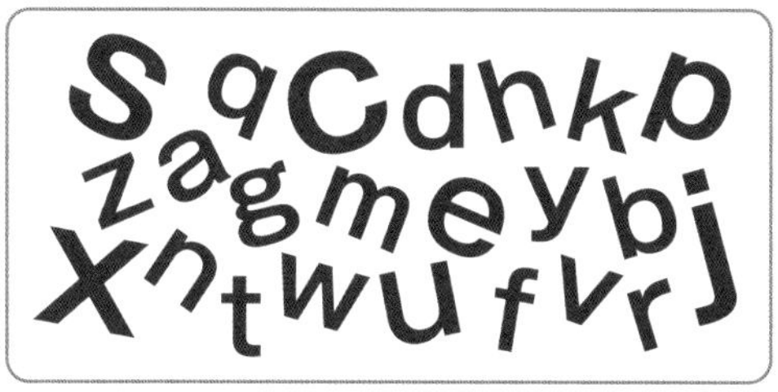

計算力アップ

日常生活で買い物をしたり、時間を確認したりするときなど、計算や暗算をする力が身につきます

- 8日目 連続足し算
- 12日目 脳活小町算
- 15日目 虫食い分数
- 26日目 6マス推理
- 29日目 面積寸法当てドリル

6マス推理

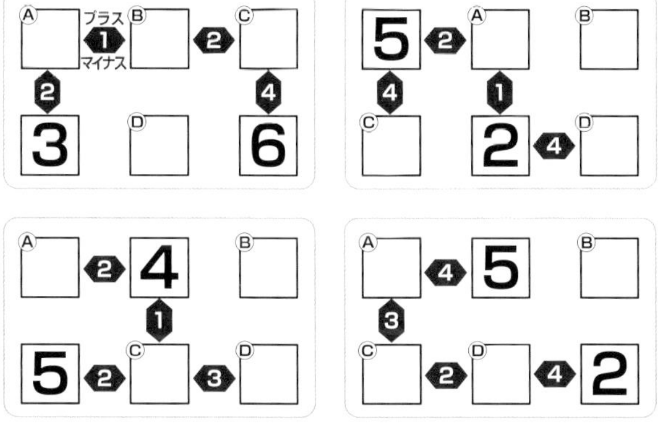

思考力・想起力アップ

論理的に考える問題や推理しながら答えを導く問題で、考える力を磨き、頭の回転力アップが期待できます

- 1日目 ことわざパズル
- 4日目 手の指ポーズ
- 5日目 英訳連想クイズ
- 6日目 どこに座ったか
- 10日目 ひらがな穴うめ熟語
- 13日目 二字熟語足し算
- 14日目 読み仮名パズル
- 18日目 数字組み立てパズル
- 27日目 漢字なぞなぞ
- 28日目 部屋探しクイズ

ことわざパズル

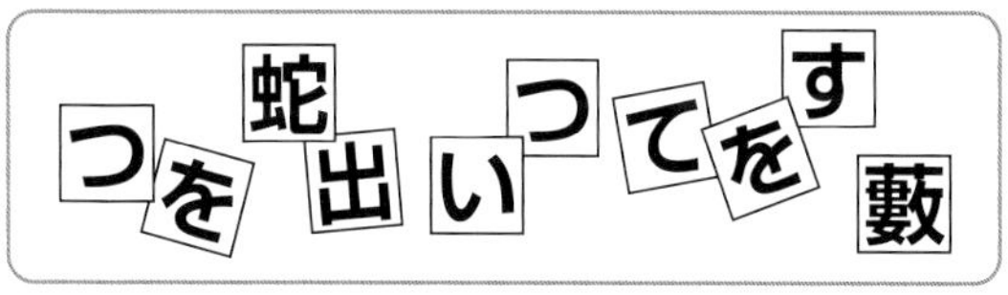

1日目 ことわざパズル

難易度……5 ★★★★★

実践日 　月 　日

各問、なじみのあることわざを１字１字分解して、並べ替えています。正しく並べ替えてください。なお、漢字を使っている問題と、漢字を用いず、すべてひらがなで表示している問題があります。

❶ つ を 蛇 出 い つ て を す 藪 → 答え 藪を

❷ 里 て え ば 通 れ 惚 も 千 里 一 → 答え 惚れ

❸ 我 り せ 見 振 直 が り て 人 振 の → 答え 人の

❹ を く ま み ず に ん に く ひ で を と つ → 答え つみを

❺ つ っ な ん か し る て こ う り い ょ こ ば う → 答え いっし

❻ う ん よ ぺ い な の は て ら ん い → 答え うい

❼ ょ を し い く し つ た る い れ り て せ → 答え いし

解答
❶藪をつついて蛇を出す　❷惚れて通えば千里も一里　❸人の振り見て我が振り直せ
❹つみをにくんでひとをにくまず　❺いっしょうこうなりてばんこつかる
❻ういてんぺんはよのならい　❼いしょくたりてれいせつをしる

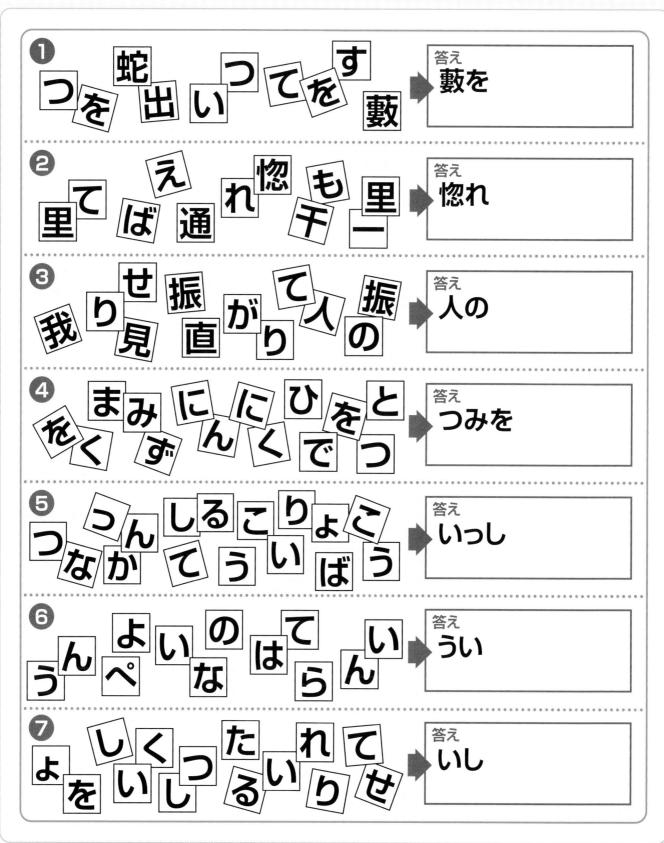

脳活ポイント

豊かな言語力を養う!

少し難しめのことわざが１字ずつバラバラになっているので、並べ直して正しいことわざにする脳トレです。想起力や注意力の強化が期待できます。

正答数	かかった時間
／14問	分

	50代まで	60代	70代以上
目標時間	20分	30分	40分

8 嘩 も 犬 は 食 婦 い わ 夫 な 喧

答え 夫婦

9 れ あ ば か 瀬 あ ぶ り む 瀬 沈 浮

答え 沈む

10 射 人 を と ん せ を 馬 射 ば 先 ず よ

答え 人を

11 に く ひ ぶ ん つ か け ず し や は い ん

答え ひゃく

12 し ざ た き い ど ず め ん い み つ て い ね う ぴ

答え たいざ

13 は の も え ん な じ あ も の な い

答え えん

14 が ば の し よ も き じ を み か う る

答え しょ

解答
⑧夫婦喧嘩は犬も食わない　⑨沈む瀬あれば浮かぶ瀬あり　⑩人を射んとせば先ず馬を射よ
⑪ひゃくぶんはいっけんにしかず　⑫たいざんめいどうしてねずみいっぴき
⑬えんはいなものあじなもの　⑭しょうじきものがばかをみる

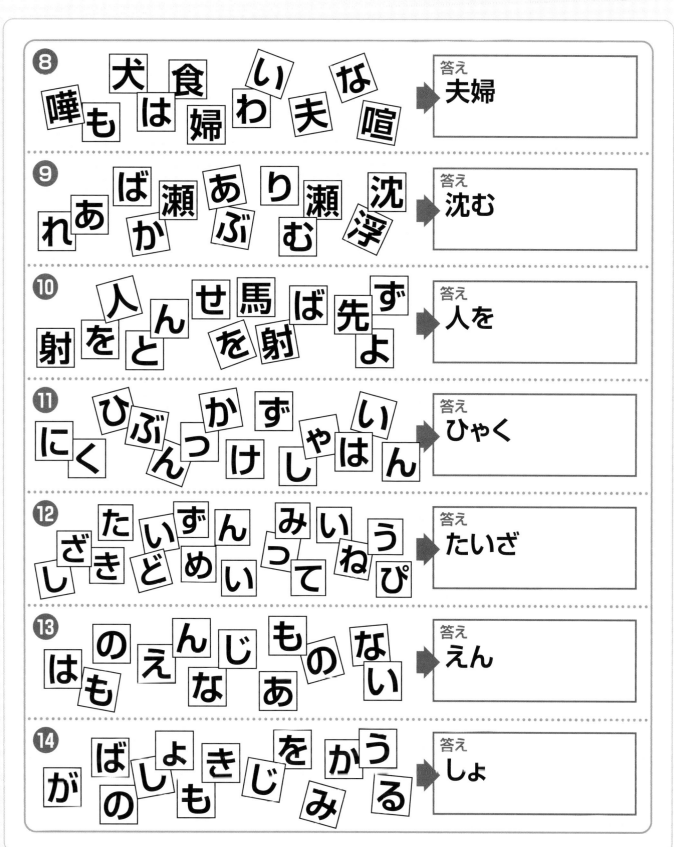

2日目 時計文字盤クイズ

難易度……2 ★★★★★

実践日 　月　日

各問の問題文の時間を示している時計の文字盤を、㋐〜㋒の選択肢の中から1つ選んで、解答欄に書いてください。選択肢の文字盤が傾いている問題もあります。

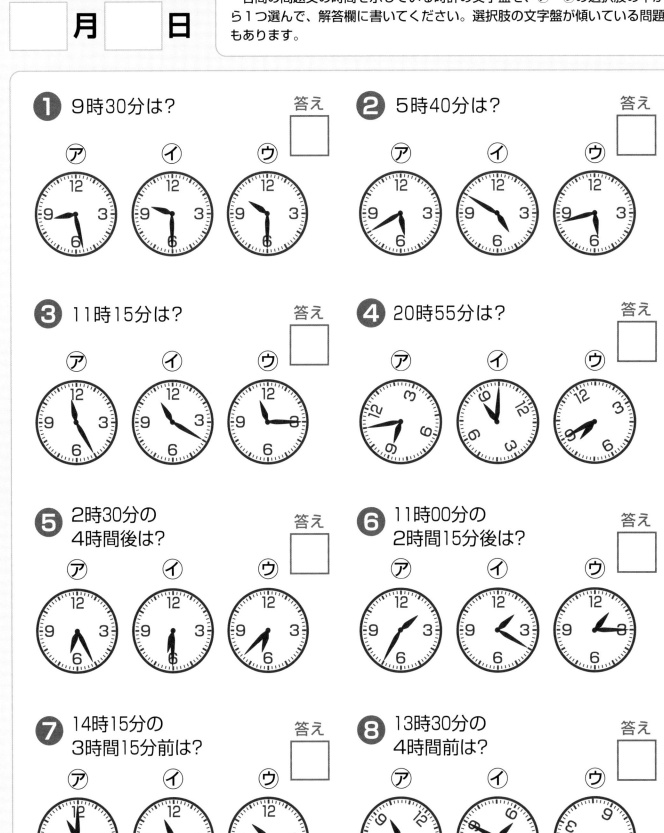

❶ 9時30分は？　答え □

㋐ ㋑ ㋒

❷ 5時40分は？　答え □

㋐ ㋑ ㋒

❸ 11時15分は？　答え □

㋐ ㋑ ㋒

❹ 20時55分は？　答え □

㋐ ㋑ ㋒

❺ 2時30分の
4時間後は？　答え □

㋐ ㋑ ㋒

❻ 11時00分の
2時間15分後は？　答え □

㋐ ㋑ ㋒

❼ 14時15分の
3時間15分前は？　答え □

㋐ ㋑ ㋒

❽ 13時30分の
4時間前は？　答え □

㋐ ㋑ ㋒

解答 ❶イ ❷ア ❸ウ ❹ア ❺イ ❻ウ ❼ア ❽イ

脳活ポイント

認知力を育む新脳トレ!

各問の問題文の時刻を示す時計の文字盤を、３つの選択肢から選んで答える脳トレです。時計の針をよく見て時刻を導き出すことで、読解力や認知力の向上が期待できます。

正答数	かかった時間
/16問	分

目標時間　50代まで 15分　60代 25分　70代以上 35分

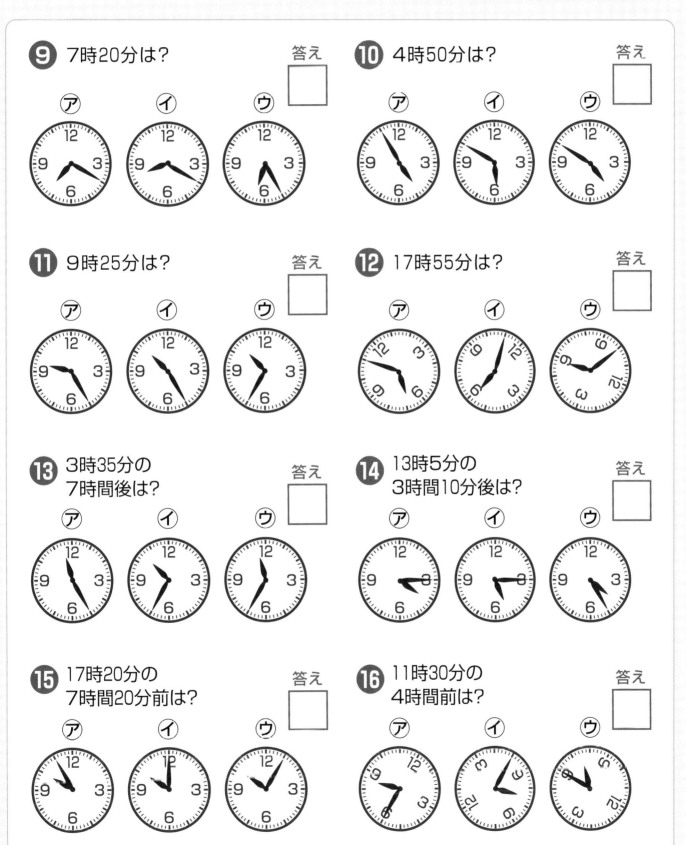

⑨ 7時20分は?　答え □

⑩ 4時50分は?　答え □

⑪ 9時25分は?　答え □

⑫ 17時55分は?　答え □

⑬ 3時35分の7時間後は?　答え □

⑭ 13時5分の3時間10分後は?　答え □

⑮ 17時20分の7時間20分前は?　答え □

⑯ 11時30分の4時間前は?　答え □

解答　⑨ア　⑩ウ　⑪ア　⑫イ　⑬イ　⑭ア　⑮イ　⑯ウ

3日目 運命の糸たどり

難易度……3 ★★★★★

実践日

月　日

左右の四角から出る線を目でたどり、それに結びつくひらがなを四角に書き入れます。そのひらがなを順序よく並べたときにできる言葉を漢字にして、解答欄に書いてください。

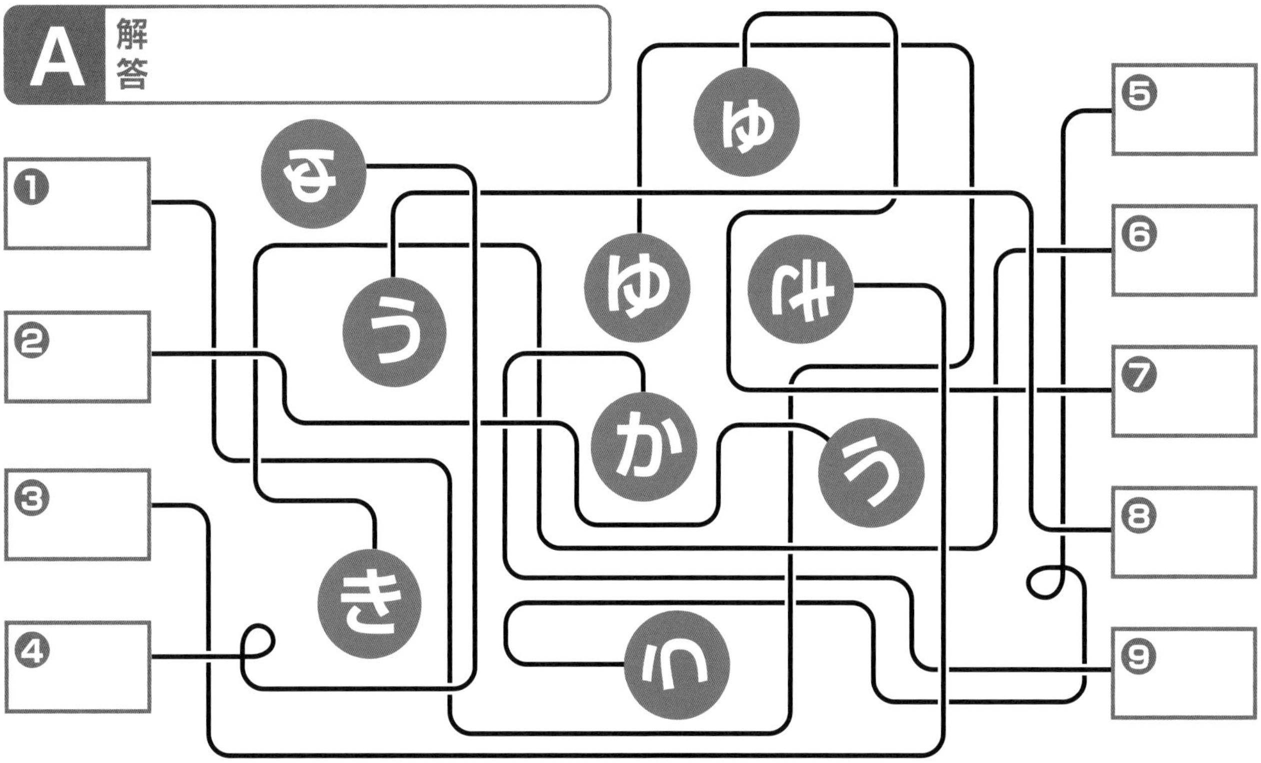

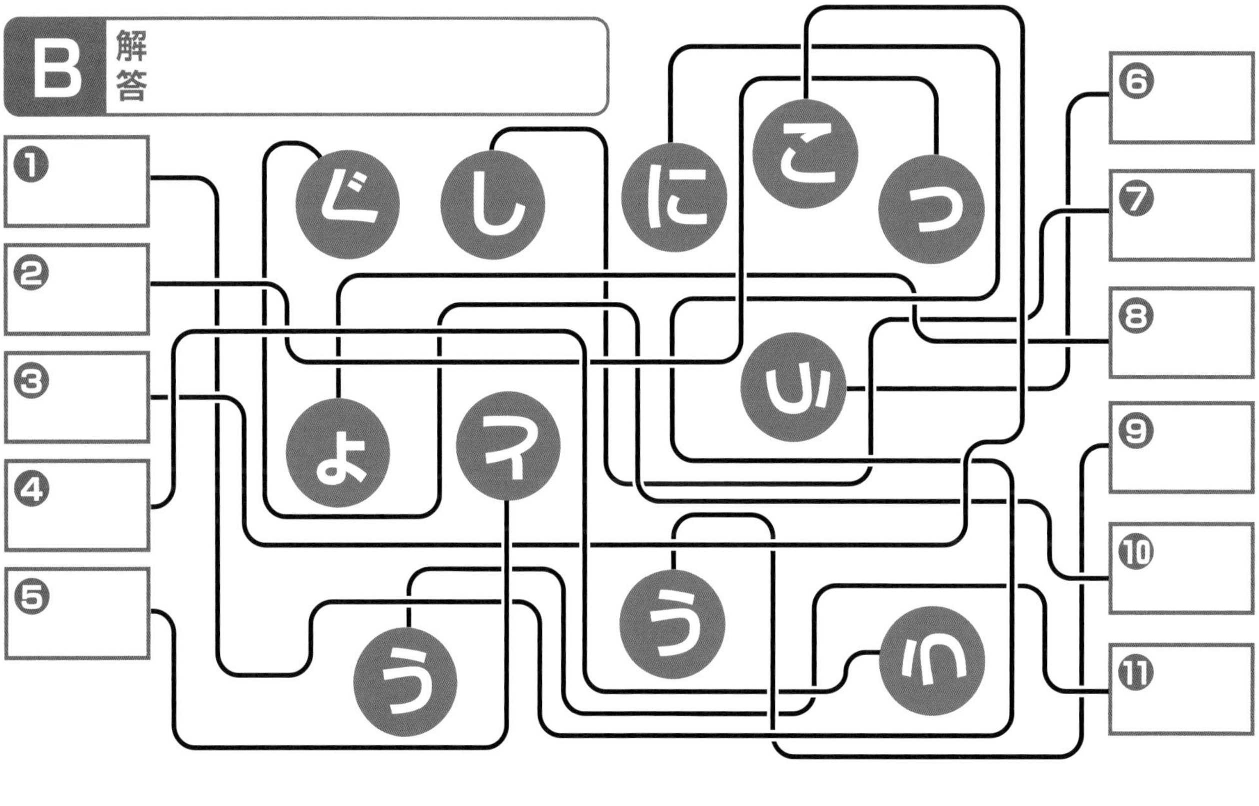

解答 Ⓐ有給休暇 Ⓑ日光東照宮

脳活ポイント

見る力を鍛え脳が活性!

左右から出る線を目でたどり、それに結びつくひらがなを探し、最終的に出てきた言葉を漢字で答える脳トレです。目で見る力や集中力が磨かれます。

正答数	かかった時間
/4問	分

目標時間 50代まで 20分 60代 30分 70代以上 40分

C 解答

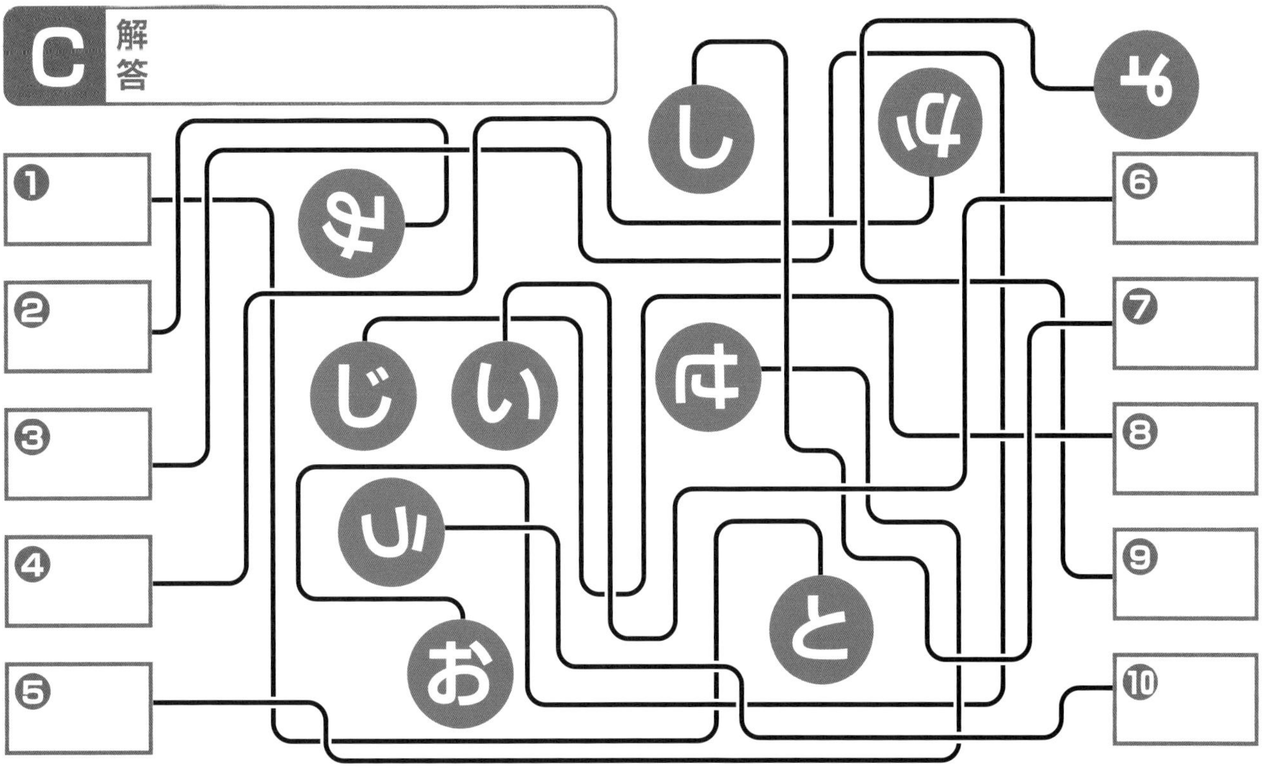

D 解答

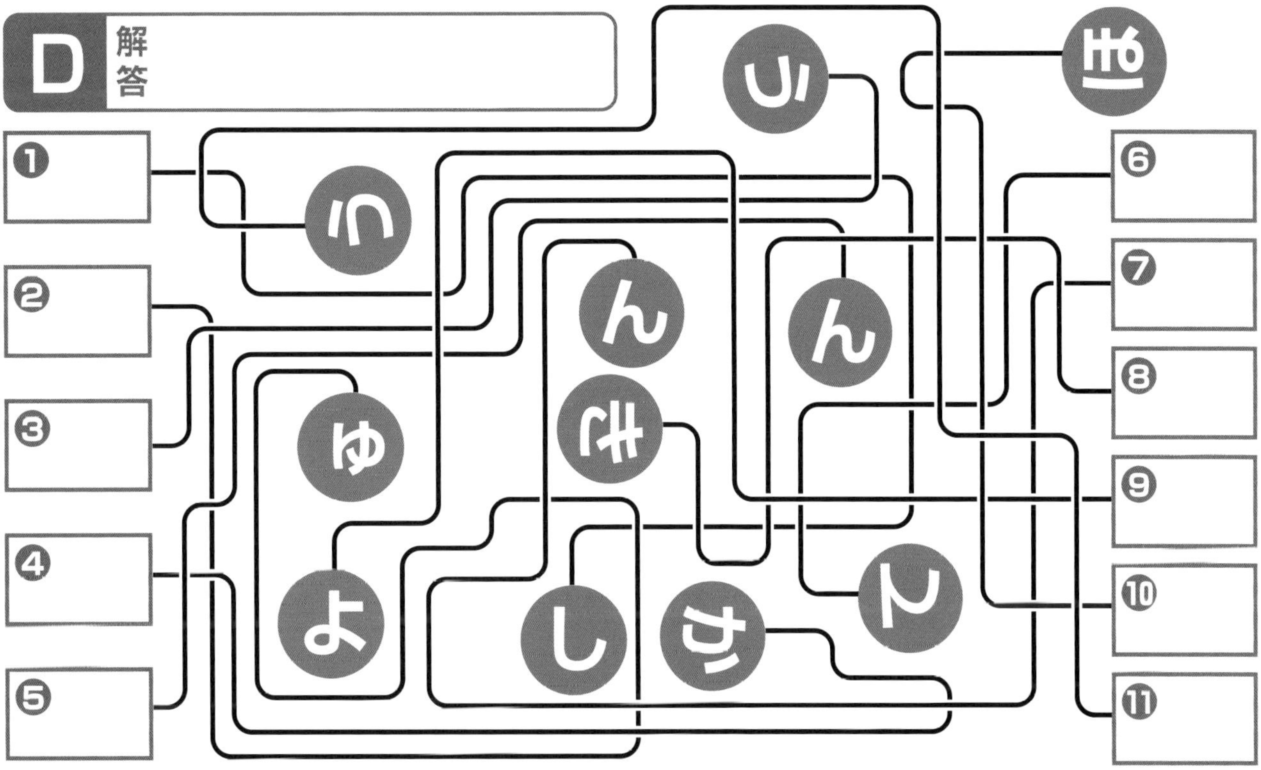

解答 Ⓒ富岡製糸場 Ⓓ週間天気予報

4日目　手の指ポーズ

難易度……3 ★★★★★

実践日　　月　　日

最初のポーズから、❶～❼、❽～⓮のように指を動かしたときにどうなるかを最後のポーズより選んでください。なるべく、頭の中で考え、答えを導きましょう。

❶～❼の最初のポーズ

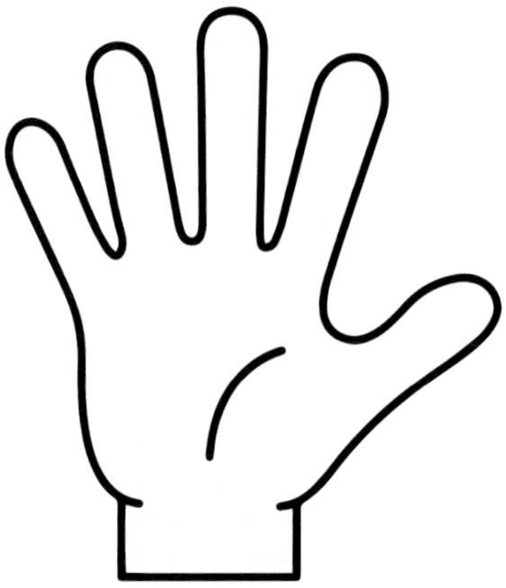

右手

❶～❼の最後のポーズ

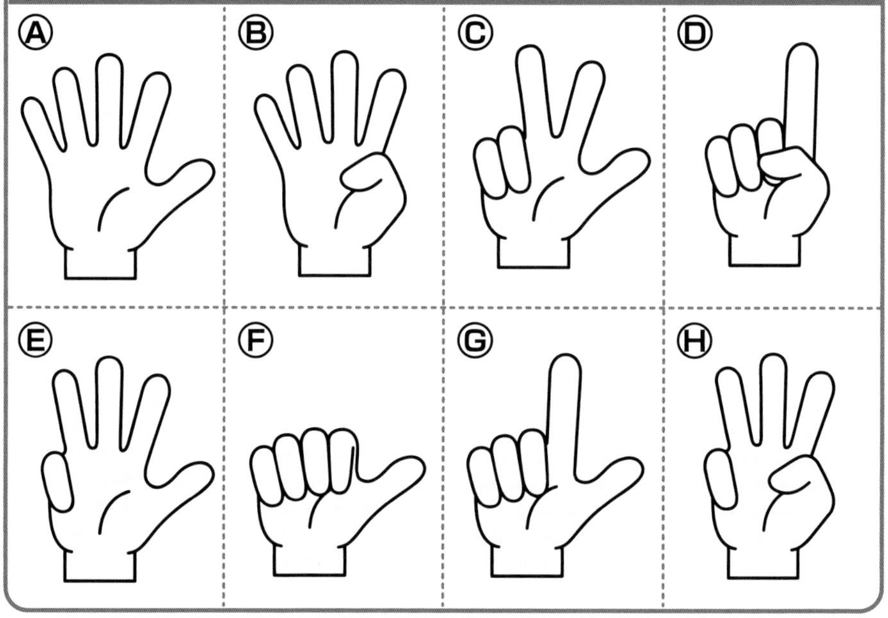

※曲げている指と伸ばしている指が合っていれば、
イラストのポーズと全く同じでなくてもいい。

❶ 親指を曲げて、小指を曲げる。小指を伸ばして、親指を伸ばす。　解答 □

❷ 小指を曲げて、薬指を曲げる。中指を曲げて、親指を曲げない。　解答 □

❸ 中指を曲げて、薬指を曲げない。人さし指を曲げて、
薬指を曲げてから、小指を曲げる。　解答 □

❹ 薬指を曲げて、小指を曲げる。親指を曲げて、
中指を曲げてから、親指を伸ばす。　解答 □

❺ 人さし指を曲げて、薬指を曲げないで、親指を曲げる。
中指を曲げないで、人さし指を伸ばす。　解答 □

❻ 中指を曲げて、小指を曲げないで、親指を曲げる。
薬指を曲げて、中指を伸ばさないで、小指を曲げる。　解答 □

❼ 親指を曲げて、小指を曲げてから、薬指を曲げる。
親指を伸ばして、人さし指を曲げてから、中指を曲げる。　解答 □

解答　❶Ⓐ　❷Ⓖ　❸Ⓕ　❹Ⓖ　❺Ⓑ　❻Ⓓ　❼Ⓕ

脳活ポイント

理解力と想像力を鍛錬!

手のイラストが、問題文にしたがって指を動かすとどんな形になるかを考える脳トレです。頭の中で手の動きをイメージすることで脳が刺激され、理解力や思考力も磨かれます。

正答数	かかった時間
/14問	分

目標時間　50代まで 15分　60代 20分　70代以上 25分

⑧〜⑭の最初のポーズ

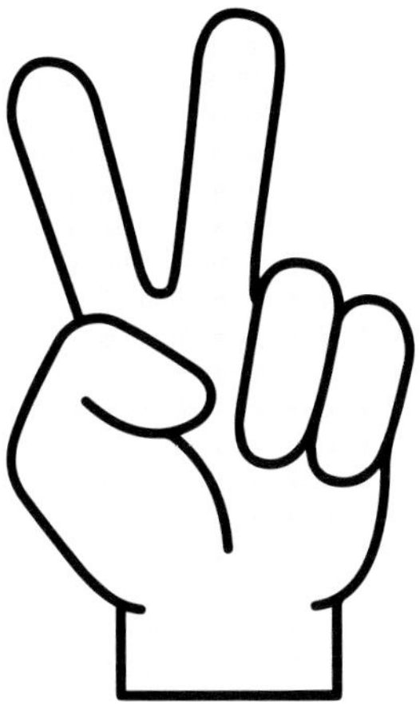

左　手

⑧〜⑭の最後のポーズ

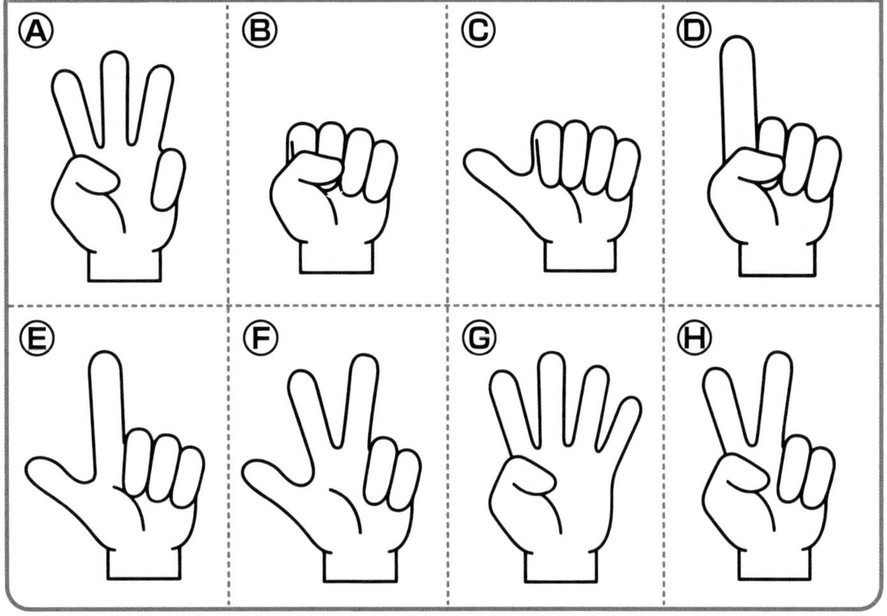

※曲げている指と伸ばしている指が合っていれば、
イラストのポーズと全く同じでなくてもいい。

⑧ 小指を伸ばして、親指を伸ばす。中指を曲げて、小指を曲げる。　解答 [ ]

⑨ 親指を伸ばして、中指を曲げる。
人さし指を曲げないで、親指を曲げる。　解答 [ ]

⑩ 中指をそのままにして、人さし指を曲げる。
親指を伸ばして、中指を曲げ、人さし指を伸ばさない。　解答 [ ]

⑪ 親指を伸ばして、人さし指を曲げる。
薬指を伸ばしたら、人さし指を伸ばして、親指を曲げる。　解答 [ ]

⑫ 人さし指を曲げて、親指を伸ばす。
薬指を伸ばして、人さし指を伸ばしたら、薬指を曲げる。　解答 [ ]

⑬ 中指を曲げて、小指を伸ばし、親指を伸ばさない。
中指を伸ばし、小指を曲げないで、薬指を伸ばす。　解答 [ ]

⑭ 小指を伸ばして、中指を曲げる。
親指を伸ばして、小指を曲げ、中指を伸ばして、親指を曲げる。　解答 [ ]

解答　⑧Ⓔ　⑨Ⓓ　⑩Ⓒ　⑪Ⓐ　⑫Ⓕ　⑬Ⓖ　⑭Ⓗ

5日目 英訳連想クイズ

難易度……3 ★★★★★

実践日 　月　　日

各問の英単語の和訳となる言葉と、最も関係の深い日本語を㋐～㋓の選択肢から探して解答欄に答えを書いてください。英単語の和訳を答える問題ではありません。カッコ内の読みは、一般的な和製英語のものです。

❶ cracker（クラッカー）
㋐スポーツ　㋑おやつ
㋒車のエンジン　㋓テニス
答え □

❷ daylight（デイライト）
㋐日記　㋑宝石
㋒日焼け　㋓食事
答え □

❸ treasure（トレジャー）
㋐待遇　㋑楽しみ
㋒ダイヤモンド　㋓旅行
答え □

❹ bite（バイト）
㋐少量　㋑歯
㋒仮想通貨　㋓パートタイム
答え □

❺ cosmetic（コスメティック）
㋐国際都市　㋑ニュース解説
㋒秋の花　㋓口紅
答え □

❻ soy sause（ソイソース）
㋐粒　㋑たれ
㋒くぎ　㋓玩具
答え □

❼ eight（エイト）
㋐動物　㋑重量
㋒縄　㋓数字
答え □

❽ children（チルドレン）
㋐保育園　㋑冷凍食品
㋒大学　㋓レトルト食品
答え □

❾ riddle（リドル）
㋐スポーツ　㋑少年
㋒クイズ　㋓中年
答え □

❿ before（ビフォア）
㋐目線の先　㋑家の屋根
㋒鉄線のトゲ　㋓牛肉の料理
答え □

⓫ court（コート）
㋐弁護士　㋑雨
㋒海岸　㋓上着
答え □

⓬ period（ピリオド）
㋐誇り　㋑賞
㋒前期　㋓宝石
答え □

⓭ disease（ディジーズ）
㋐病院　㋑衣類
㋒砂漠　㋓消去
答え □

⓮ pumpkin（パンプキン）
㋐バレンタイン　㋑ハロウィン
㋒ゴールデンウィーク　㋓クリスマス
答え □

解答 ※カッコ内は問題の英単語の和訳
❶㋑（お菓子の一種）　❷㋒（日光）　❸㋒（宝物）　❹㋑（かむ）　❺㋓（化粧品）　❻㋑（しょうゆ）　❼㋓（数字の8）
❽㋐（子供たち）　❾㋒（謎）　❿㋐（前）　⓫㋐（法廷、裁判所）　⓬㋒（期間）　⓭㋐（病気）　⓮㋑（カボチャ）

脳活ポイント

想起力と推理力を育む!

各問に出題された英単語と関係の深い日本語の言葉を選択肢から選ぶ脳トレです。ふだん使わない英語の意味を考えることで大いに脳が活性化し、想起力や推理力が磨かれます。

正答数	かかった時間
／28問	分

目標時間　50代まで 30分　60代 40分　70代以上 50分

⑮ magnet（マグネット）
㋐拳銃　㋑S極・N極
㋒手品　㋓マグカップ
答え □

⑯ key（キー）
㋐樹木　㋑扉
㋒挨拶　㋓海
答え □

⑰ greeting（グリーティング）
㋐緑茶　㋑芝生
㋒ギリシャ　㋓こんばんは
答え □

⑱ March（マーチ）
㋐春　㋑火
㋒火山　㋓目印
答え □

⑲ panda（パンダ）
㋐英国通貨　㋑小さな湖
㋒動物園　㋓接着剤
答え □

⑳ toy（トイ）
㋐積み木　㋑掛け声
㋒枝豆　㋓喜び
答え □

㉑ village（ヴィレッジ）
㋐金属　㋑悪役
㋒建築物　㋓田舎
答え □

㉒ cross（クロス）
㋐布　㋑社長
㋒信号　㋓ご近所
答え □

㉓ purple（パープル）
㋐赤と青　㋑黒と白
㋒緑と黄　㋓金と銀
答え □

㉔ newspaper（ニュースペーパー）
㋐雑誌　㋑夕刊
㋒レシート　㋓コピー
答え □

㉕ stomach（ストマック）
㋐へそ　㋑つむじ
㋒ひじ　㋓かかと
答え □

㉖ pleasure（プレジャー）
㋐緊張　㋑有頂天
㋒休暇　㋓お願い
答え □

㉗ cucumber（キューカンバー）
㋐夏野菜　㋑鳥
㋒救急車　㋓看板
答え □

㉘ shipping（シッピング）
㋐買い物　㋑貼る
㋒銃で撃つ　㋓船員
答え □

解答　⑮㋑（磁石）　⑯㋑（鍵）　⑰㋓（あいさつ）　⑱㋐（三月）　⑲㋒（パンダ）　⑳㋐（玩具）　㉑㋓（村）　㉒㋒（横断する、渡る）　㉓㋐（紫色）　㉔㋑（新聞）　㉕㋐（おなか）　㉖㋑（喜び）　㉗㋐（キュウリ）　㉘㋓（海運業）
※カッコ内は問題の英単語の和訳

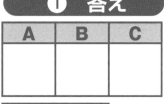

6日目 どこに座ったか

難易度……3 ★★★★★

実践日　　月　　日

　５人ないしは７人の学生が、以前、ドライブしたときのことについて話し合っています。それぞれの人が話す内容から推測し、誰がどこに座ったかを車内図に提示されている番号で答えてください。

❶

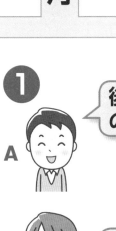

A：後ろの席にいたのはEでした

B：後列の左端にいました

C：私が運転担当でした

D：Aの右隣に座っていました

E：左隣はBでした

❷

A：真ん中の列の右端にいました

B：Gの左隣でした

C：空席だったのは助手席です

D：右隣のAはずっと寝ていました

E：左隣にいたのがGです

F：コーヒーを飲みながら運転していました

G：前の席に座っていたのはDです

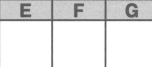

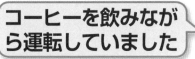

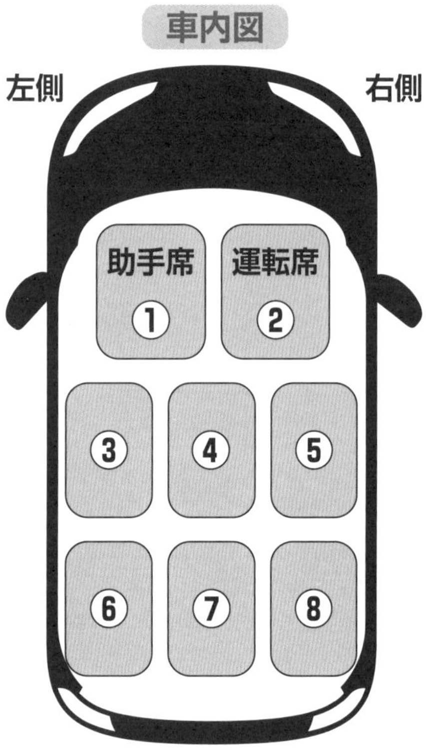

車内図
左側
右側
助手席
①
運転席
②
③
④
⑤
⑥
⑦
⑧

❶ 答え

A	B	C

D	E

❷ 答え

A	B	C	D

E	F	G

解答 ❶A④、B⑥、C②、D⑤、E⑦　❷A⑤、B⑥、C③、D④、E⑧、F②、G⑦

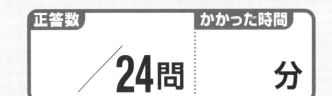

脳活ポイント

読解力と思考力を磨く!

学生たちがドライブしたとき、どの席に誰が座ったかを答える脳トレです。それぞれの発言をよく理解し考えていきましょう。論理力や読解力、推理力が鍛えられます。

正答数	かかった時間
／24問	分

目標時間　50代まで 15分　60代 20分　70代以上 25分

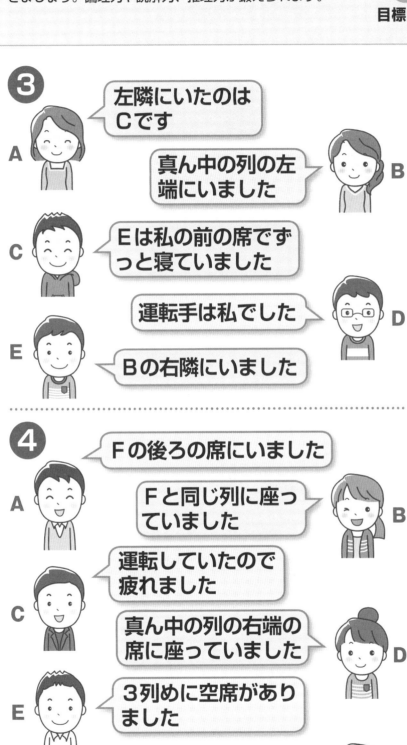

③

A「左隣にいたのはCです」

B「真ん中の列の左端にいました」

C「Eは私の前の席でずっと寝ていました」

D「運転手は私でした」

E「Bの右隣にいました」

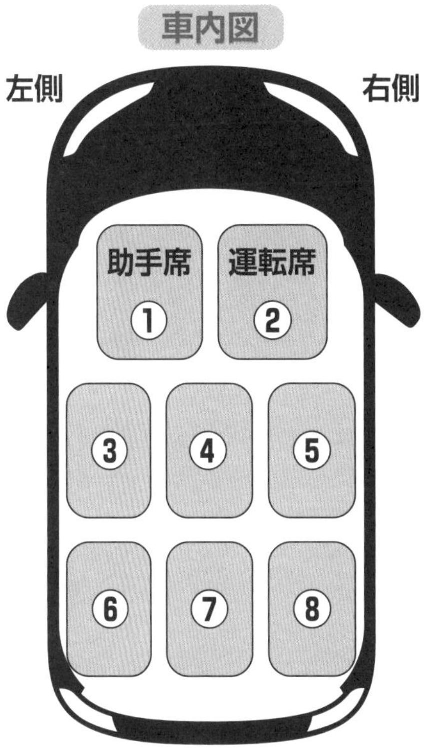

車内図
左側
右側
助手席
①
運転席
②
③
④
⑤
⑥
⑦
⑧

④

A「Fの後ろの席にいました」

B「Fと同じ列に座っていました」

C「運転していたので疲れました」

D「真ん中の列の右端の席に座っていました」

E「3列めに空席がありました」

F「右隣にいたのはDです」

G「Aの左隣に座っていました」

③ 答え

A	B	C

D	E

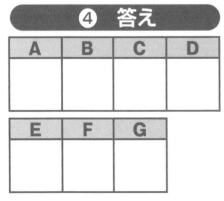

④ 答え

A	B	C	D

E	F	G

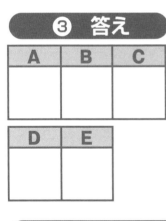

解答　③A⑧、B③、C⑦、D②、E④　④A⑦、B③、C②、D⑤、E①、F④、G⑥

7日目 同音異義語セレクト

難易度……3 ★★★★★

実践日 　月　日

Ⓐ と Ⓑ で下線の引いてあるカタカナは、それぞれ違う漢字を使います。その漢字をヒントから選んでください。漢字１字、もしくは漢字２字で答えます。ヒントの漢字はそれぞれのページで１回ずつ、すべて用います。

❶～❼のヒント

床 意 嫌 少 限 解 新 奮 信 機 期 快
鐘 革 方 震 放 金 議 義 希 起 確 異

❶
Ⓐ 勇気をフルって喧嘩を止めた。
Ⓑ 怒りで彼の声がフルえていた。

❷
Ⓐ 寺のカネの音が町中に響いている。
Ⓑ いくらカネを積んでも彼は断るだろう。

❸
Ⓐ キショウしてすぐに家を出た。
Ⓑ このハチミツはキショウだから高価。

❹
Ⓐ この装置はカクシン的技術で作製。
Ⓑ 彼の無実をカクシンしている。

❺
Ⓐ いいことがあり、キゲンがいい。
Ⓑ 牛乳の賞味キゲンが切れた。

❻
Ⓐ 病気はカイホウに向かっている。
Ⓑ 人質をカイホウせよ。

❼
Ⓐ ふざけた意見にイギを唱えた。
Ⓑ 人生のイギを一晩考えた。

解答 ❶Ⓐ奮 Ⓑ震 ❷Ⓐ鐘 Ⓑ金 ❸Ⓐ起床 Ⓑ希少 ❹Ⓐ革新 Ⓑ確信 ❺Ⓐ機嫌 Ⓑ期限 ❻Ⓐ快方 Ⓑ解放 ❼Ⓐ異議 Ⓑ意義

脳活ポイント

漢字選びで知力が向上!

同じ読み方をするカタカナの意味を理解したうえで漢字にする脳トレです。漢字はヒントから選びます。言葉の理解をつかさどる側頭葉が刺激されるため、記憶力アップに役立ちます。

正答数	かかった時間
／28問	分

目標時間

50代まで	60代	70代以上
20分	30分	40分

⑧〜⑭のヒント

来 診 画 公 意 行 格 庭 事 悔 程 見
依 企 以 規 課 頼 琴 好 後 為 開 家

⑧
Ⓐコトの始まりは三年前にさかのぼる。
Ⓑ彼女の趣味はコトの演奏だ。

Ⓐ［　　］
Ⓑ［　　］

⑨
Ⓐよくミると、服に染みがついていた。
Ⓑ腹痛がひどいので医師にミてもらった。

Ⓐ［　　］
Ⓑ［　　］

⑩
Ⓐ今年度より教育カテイの変更がある。
Ⓑ新妻はカテイ的だといわれる。

Ⓐ［　　］
Ⓑ［　　］

⑪
Ⓐこの事業のキカクを成功させた。
Ⓑその部品は標準のキカクと違う。

Ⓐ［　　］
Ⓑ［　　］

⑫
Ⓐ仕事をイライする。
Ⓑその日イライ、彼女は来ない。

Ⓐ［　　］
Ⓑ［　　］

⑬
Ⓐ彼は彼女にコウイを寄せている。
Ⓑ彼の親切なコウイに感動した。

Ⓐ［　　］
Ⓑ［　　］

⑭
Ⓐ学生時代のコウカイを引きずる。
Ⓑ未発表作品がコウカイされる。

Ⓐ［　　］
Ⓑ［　　］

解答 ⑧Ⓐ事 Ⓑ琴 ⑨Ⓐ見 Ⓑ診 ⑩Ⓐ課程 Ⓑ家庭 ⑪Ⓐ企画 Ⓑ規格 ⑫Ⓐ依頼 Ⓑ以来 ⑬Ⓐ好意 Ⓑ行為 ⑭Ⓐ後悔 Ⓑ公開

8日目 連続足し算

難易度……2 ★★★★★

実践日 □月 □日

各問、上段と下段に数字の列があり、上段のＶ字で、つながった２つの数字を足した数が下段に記されています。そのルールをもとに、空欄に入る数字を書いてください。

❶
上段：8 1 9 10 2 5 4 3 6 7
下段：9 10 19 12 7 □ □ □ □

❷
上段：3 2 9 1 5 6 4 10 7 8
下段：5 11 10 □ □ □ □ □ □

❸
上段：4 7 10 □ 5 □ 2 □ 3 8
下段：11 □ 19 □ 11 □ 3 □ 11

❹
上段：5 □ 1 4 □ 6 9 □ 7 □
下段：8 4 5 □ 14 □ 11 □ 15

❺
上段：2 □ □ 4 □ 16 □ 10 □ 18
下段：16 22 12 24 □ 22 16 22 □

❻
上段：3 □ □ 1 2 3 □ 4 5 2
下段：4 6 6 □ □ □ 8 9 □

❼
上段：□ 9 □ 10 9 □ □ 7 □ 6
下段：15 □ 18 □ 17 15 □ 17 16

❽
上段：9 □ □ 15 □ 11 □ 5 □ 17
下段：10 4 18 □ 18 24 □ 20 □

❾
上段：5 □ 1 □ 7 2 □ 4 6 □
下段：13 □ 11 17 □ □ 7 □ 9

❿
上段：3 6 □ 2 □ 18 □ 12 □ 4
下段：□ □ 17 □ 26 27 □ 33 □

解答
❶9·7·9·13 ❷6·11·10·14·17·15 ❸17·9·14·6·8·1·4 ❹3·12·8·15·2·9·8
❺14·8·20·36·6·12·30 ❻1·5·3·5·7·4·7 ❼6·17·8·19·8·7·14·10
❽1·3·22·7·13·18·15·32 ❾8·9·10·9·5·3·10·3 ❿9·21·15·10·8·9·21·21·25

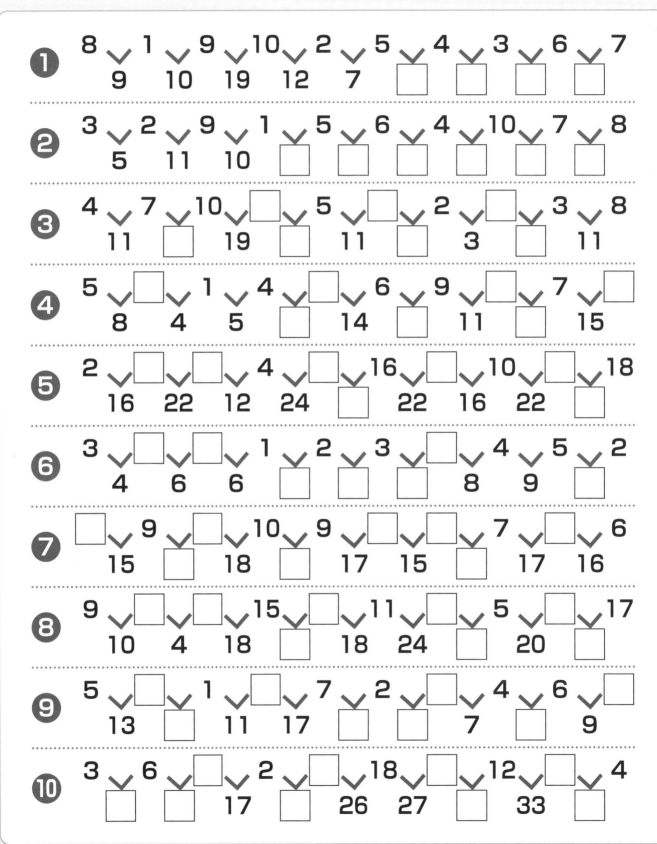

脳活ポイント

新発想の推理式計算!

正答数	かかった時間
／20問	分

上段にあるV字でつながった2つの数字を足した数が下段に記されています。そのルールをもとに空欄に入る数字を書いてください。計算力と推理力を鍛える効果が期待できます。

目標時間　50代まで 20分　60代 30分　70代以上 40分

⑪
3　1　2　5　10　8　9　4　6　7
4　3　7　15　18　□　□　□　□

⑫
5　10　2　3　1　4　6　7　8　9
15　12　5　□　□　□　□　□　□

⑬
2　□　10　1　□　7　8　□　5　□
11　19　□　4　10　□　12　□　11

⑭
3　□　2　□　10　□　6　7　□　9
11　10　□　11　□　10　□　12　14

⑮
10　□　□　2　□　16　□　6　□　18
□　16　14　10　24　36　26　20　□

⑯
□　9　□　8　□　10　□　9　□　6
15　□　18　15　□　18　17　16　13

⑰
□　2　9　□　□　6　8　□　10　□
9　□　13　6　8　□　11　□　15

⑱
10　6　□　2　□　9　□　8　□　12
16　□　9　10　□　13　□　□　17

⑲
54　□　24　30　□　□　60　□　36　□
60　30　□　72　54　□　78　□　84

⑳
□　32　□　8　40　□　80　□　56　72
56　□　24　□　□　144　□　98　□

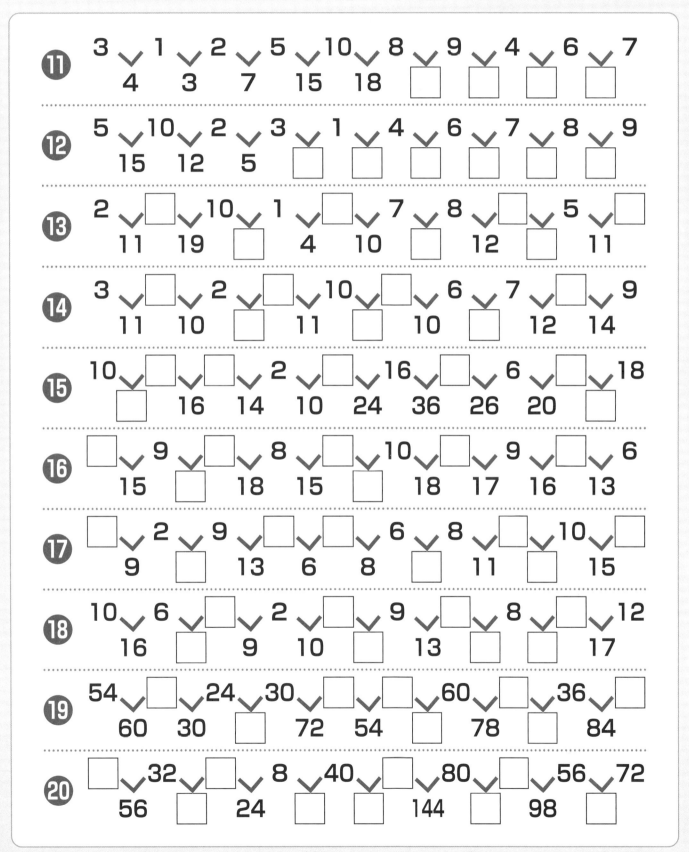

解答
⑪17·13·10·13 ⑫4·5·10·13·15·17 ⑬9·11·3·15·4·9·6 ⑭8·3·1·14·4·13·5
⑮14·4·12·8·20·14·32 ⑯6·19·10·7·17·8·7 ⑰7·11·4·2·14·3·13·5
⑱13·7·8·17·4·12·13·5 ⑲6·54·42·12·72·18·54·48 ⑳24·48·16·48·104·64·122·42·128

9日目 スポーツ間違い探し

難易度……3 ★★★★★

実践日

月　日

スポーツをテーマにした間違い探しです。Ⓐの絵とⒷの絵には違うところが全部で８つあります。２つの絵をよく見比べ、Ⓑの絵の違うところを丸で囲んでください。

テーマ サッカー

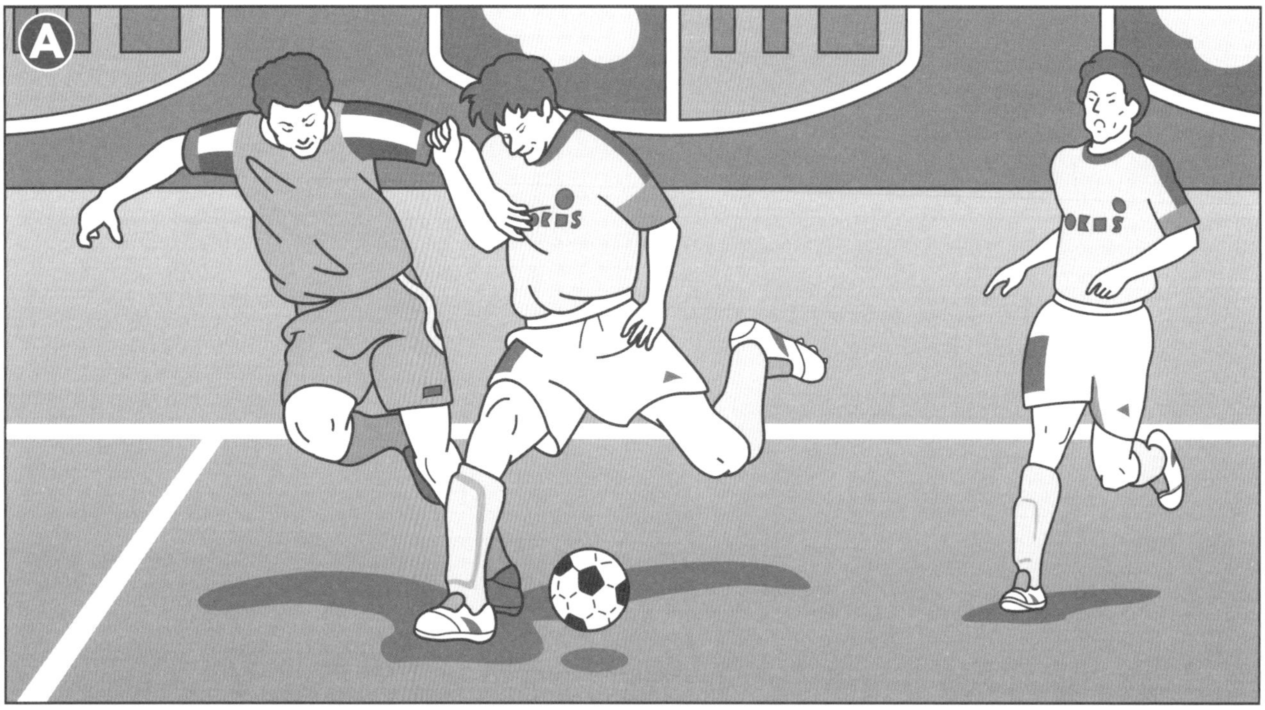

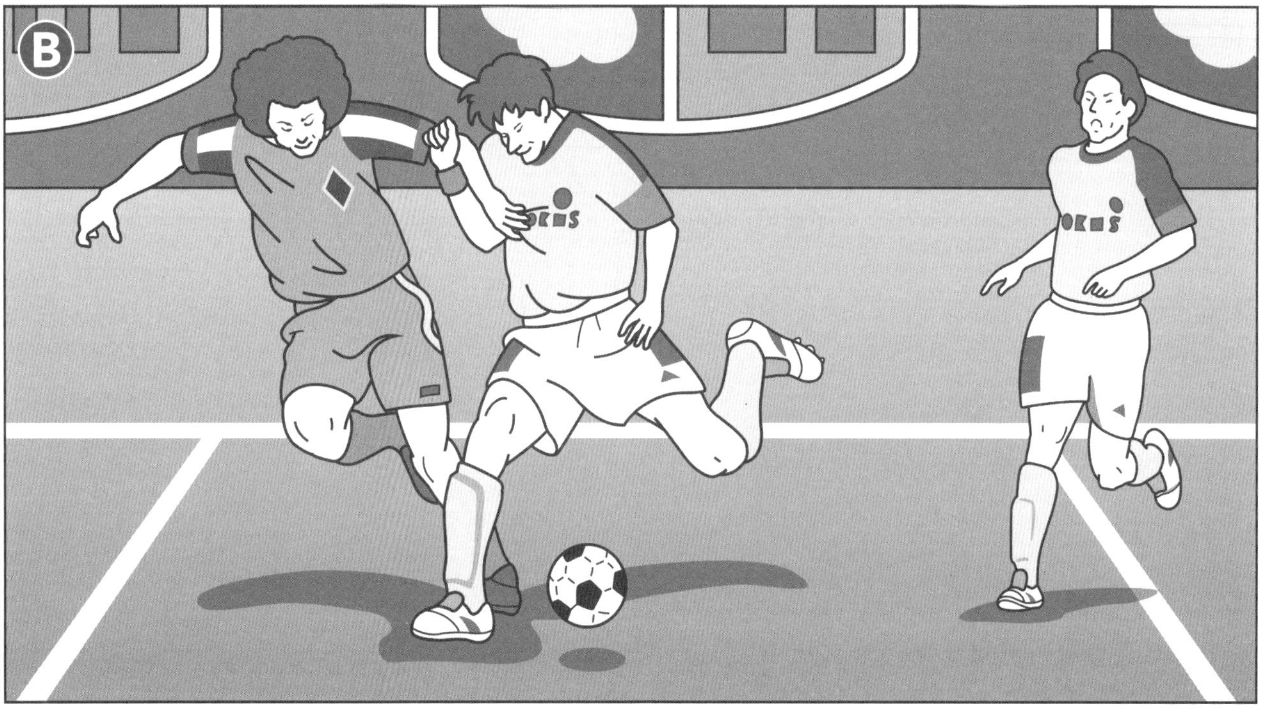

解答は72ページをご覧ください。

脳活ポイント

注意力と識別力の鍛錬!

正答数	かかった時間
／16問	分

さまざまなスポーツがモチーフのイラストを使った、間違い探しの脳トレです。後頭葉にある視覚野が刺激され、空間認識力や注意力が大いに強まると考えられます。

目標時間　50代まで 10分　60代 15分　70代以上 20分

テーマ テニス

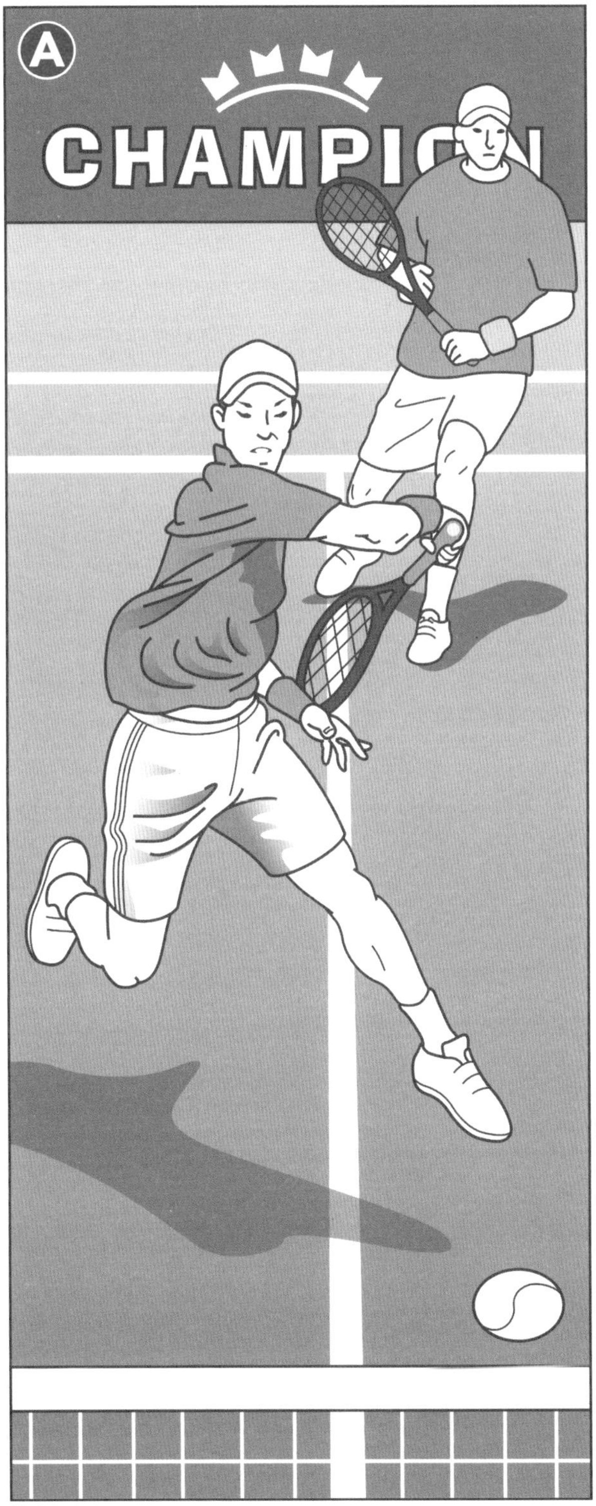

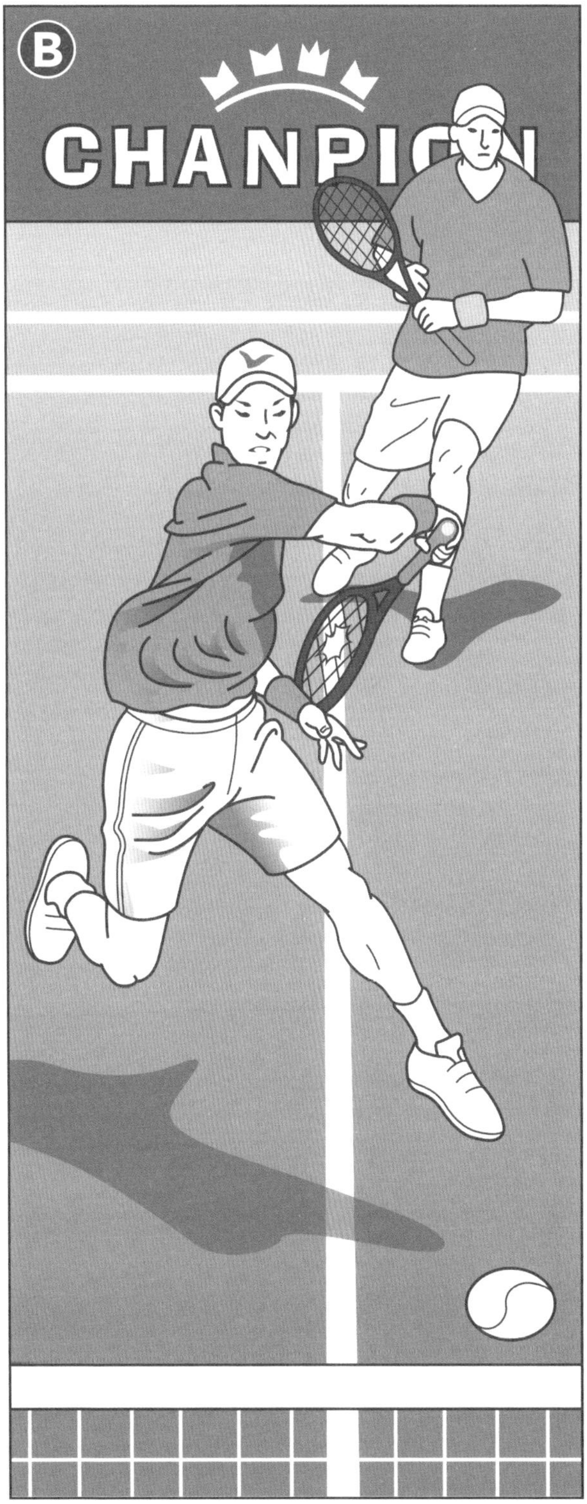

解答は72ページをご覧ください。

10日目 ひらがな穴うめ熟語

難易度……3 ★★★★★

実践日　　月　　日

各問の①～⑥は熟語の読み仮名です。A、BあるいはA～Cには、それぞれ共通のひらがなが入ります。まずは各アルファベットに入るひらがなを答え、それからリストの漢字を使って、もとの熟語を解答欄に書いてください。

問1

①AっBう　答え①

②だAし　答え②

③BんAん　答え③

④AいBく　答え④

⑤ずABうさく　答え⑤

⑥BうAんむち　答え⑥

リスト

子　工　学　外　図　願　校　国　恥

懇　画　作　顔　菓　無　厚　駄

記号に入る文字　A　B

問2

①ABゆき　答え①

②BっCう　答え②

③CうAう　答え③

④AまつB　答え④

⑤けいAうCう　答え⑤

⑥ぜんCたBん　答え⑥

リスト

小　光　前　多　豆　雪　菜　投

灯　松　粉　稿　納　途　蛍　難

記号に入る文字　A　B　C

解答
問1 A＝が　B＝こ　①学校　②駄菓子　③懇願　④外国　⑤図画工作　⑥厚顔無恥
問2 A＝こ　B＝な　C＝と　①粉雪　②納豆　③投稿　④小松菜　⑤蛍光灯　⑥前途多難

脳活ポイント

新しい推理漢字ドリル!

正答数	かかった時間
／34問	分

各問、共通のひらがな2～3字がアルファベットに置き換わった形で熟語の読み仮名が示されています。そのアルファベットに入る文字を推理して、もとの熟語が何かを答える脳トレです。思考力が鍛えられます。

目標時間

50代まで	60代	70代以上
25分	30分	35分

問3

①すABう　答え①

②てAB　答え②

③ろっBAぎ　答え③

④かABうやく　答え④

⑤にっしAげっB　答え⑤

⑥はっBうびじA　答え⑥

リスト

薬 八 寸 美 方 店 本 方 六
歩 舗 漢 日 月 進 法 人 木

記号に入る文字

A □　B □

問4

①AいこB　答え①

②こCCB　答え②

③ABし　答え③

④ぜBAいみもB　答え④

⑤ABとC　答え⑤

⑥ごBごどCAB　答え⑥

リスト

大 言 代 冬 断 道 運 未
子 根 男 聞 前 語 幸 暖

記号に入る文字

A □　B □　C □

解答

問3 A=ん B=ぽ ①寸法 ②店舗 ③六本木 ④漢方薬 ⑤日進月歩 ⑥八方美人

問4 A=だ B=ん C=う ①大根 ②幸運 ③男子 ④前代未聞 ⑤暖冬 ⑥言語道断

11日目

熟語ハニカム迷路

難易度……3 ★★★★★

実践日　　月　　日

Ⓐと Ⓑの六角形のマスに入った漢字を使い、接するマスの漢字で二字熟語を作りながらスタートからゴールをめざします。ⒶとⒷには通らないマスが1つずつあるので、その漢字で二字熟語を作り解答欄に書いてください。

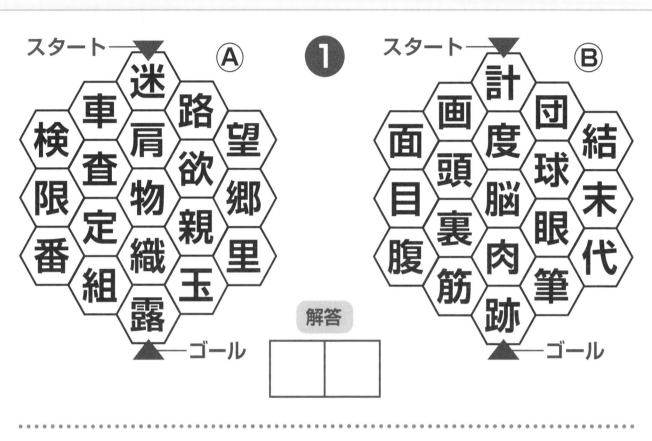

❶

解答

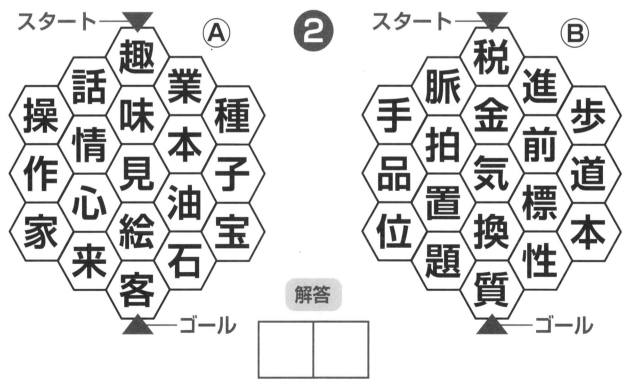

❷

解答

解答は72ページをご覧ください。

脳活ポイント

新しい言葉探し脳トレ!

ハニカム形（六角形）のマスにある漢字を使い、マスとマスが接する漢字をたどり、しりとりのように二字熟語を作りながらゴールをめざす脳トレです。認知力が鍛えられます。

正答数	かかった時間
／4問	分

目標時間　50代まで 20分　60代 30分　70代以上 40分

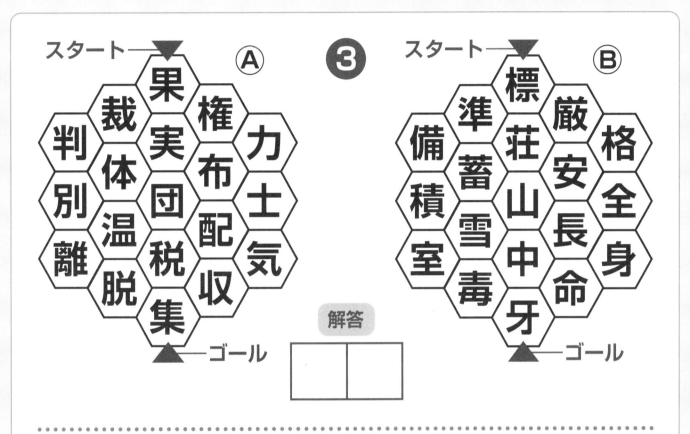

③

Ⓐ

Ⓑ

解答

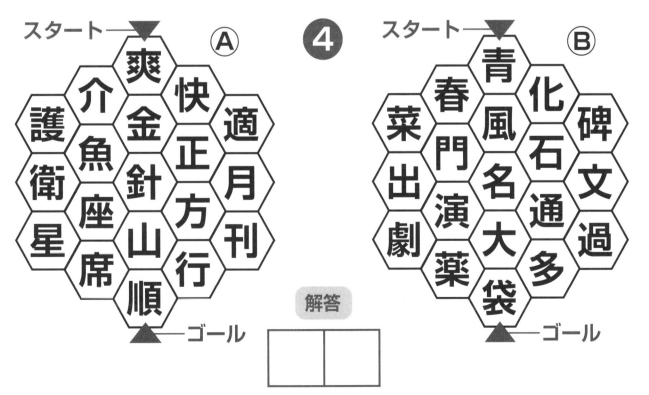

④

Ⓐ

Ⓑ

解答

解答は72ページをご覧ください。

12日目 脳活小町算

難易度……4 ★★★★★

実践日

月　日

1～9までの数字を1回ずつ順に使い、答えが100となる計算式を「小町算」といいます。各問の空欄に＋、－、×、÷いずれかの計算記号を入れて、小町算を成立させてください。

❶ 1＋2＋3＋4＋5＋6＋7＋8□9＝100

❷ 1＋2□3＋4＋5＋67＋8＋9＝100

❸ 1＋2×3－4＋56□7＋89＝100

❹ 1＋2＋3□4＋5＋6＋78＋9＝100

❺ 1＋2＋3□4－5－6＋7＋89＝100

❻ 1＋2□3＋4×5－6＋7＋8×9＝100

❼ 1＋2＋3×4×5□6＋78＋9＝100

❽ 1＋2＋3×4×56□7－8＋9＝100

❾ 1＋2＋34－5＋67□8＋9＝100

❿ 1＋2＋34×5＋6□7－8×9＝100

⓫ 1＋2×3×4□5÷6＋7＋8×9＝100

⓬ 1＋2＋3－45＋67＋8□9＝100

⓭ 1＋2＋3－4□5＋6×7＋8×9＝100

解答 ❶× ❷× ❸÷ ❹－ ❺× ❻× ❼÷ ❽÷ ❾－ ❿－ ⓫× ⓬× ⓭×

脳活ポイント

推理力と計算力を育む！

正答数	かかった時間
／26問	分

1～9までの数字を順に1回ずつ使うと答えが100になる「小町算」の空欄に計算記号を入れ、計算式を成立させる脳トレです。「足し算・引き算」より「かけ算・割り算」のほうを先に計算します。推理力・計算力の訓練になります。

目標時間	50代まで	60代	70代以上
	30分	40分	50分

⑭ 1＋23－4＋56□7＋8＋9＝100

⑮ 1＋23□4＋56÷7＋8×9＝100

⑯ 1＋23－4□5＋6＋7＋8×9＝100

⑰ 1□23×4＋5－6＋7－8＋9＝100

⑱ 12＋3＋4＋5□6－7＋89＝100

⑲ 12＋3×4□5－6＋78＋9＝100

⑳ 12＋3－4□5＋67＋8＋9＝100

㉑ 12＋3□4＋5＋6＋7×8＋9＝100

㉒ 12－3－4＋5□6－7＋8×9＝100

㉓ 12×3－4＋5□6＋78－9＝100

㉔ 12×3□4－5－6＋7＋8×9＝100

㉕ 12×3－4×5＋67＋8□9＝100

㉖ 1＋2□3－4＋56□7＋89＝100

解答 ⑭＋ ⑮－ ⑯－ ⑰＋ ⑱－ ⑲－ ⑳＋ ㉑× ㉒× ㉓－ ㉔－ ㉕＋ ㉖×、÷

13日目 二字熟語足し算

難易度……4 ★★★★★

実践日

月　日

問題の各マスには、ある二字熟語を構成する漢字の一部がバラバラに分割されて書かれています。それらを足し算のように頭の中で組み合わせ、できあがる二字熟語を解答欄に書いてください。

❶ 八 ＋ 者 ＋ 云 ＋ 阝 ＝ □□

❷ 龶 ＋ 壬 ＋ 亻 ＋ 貝 ＝ □□

❸ 丁 ＋ 火 ＋ 占 ＋ 灬 ＝ □□

❹ 弋 ＋ 亻 ＋ 里 ＋ 王 ＝ □□

❺ 未 ＋ 見 ＋ 口 ＋ ⺍ ＝ □□

❻ 艮 ＋ 古 ＋ 阝 ＋ 攵 ＋ 乡 ＝ □□

❼ 宀 ＋ 矢 ＋ 豕 ＋ 𠂉 ＋ 方 ＝ □□

❽ 士 ＋ 隺 ＋ 尸 ＋ 𠂉 ＋ 欠 ＝ □□

❾ 頁 ＋ 冂 ＋ 川 ＋ 土 ＋ 言 ＋ 口 ＝ □□

解答 ❶部会 ❷責任 ❸点灯 ❹代理 ❺味覚 ❻故郷 ❼家族 ❽歓声 ❾順調

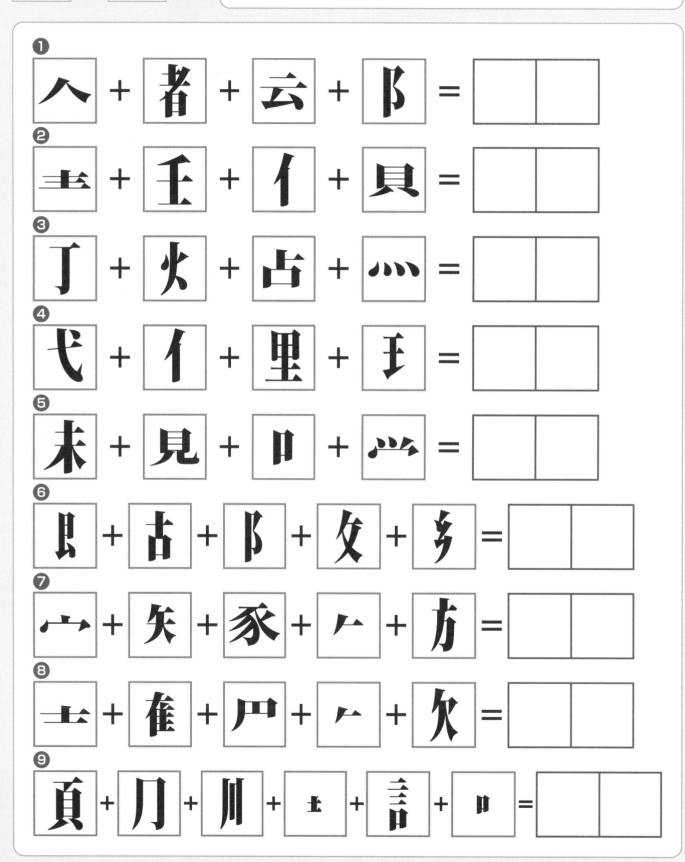

脳活ポイント

想像力と想起力を養う!

二字熟語が4～6個に部分的に分割されているので、頭の中でそれらを組み合わせ、できあがる二字熟語を答える脳トレです。想像力と想起力が大いに養われます。

正答数	かかった時間
／18問	分

目標時間　50代まで 20分　60代 30分　70代以上 40分

⑩
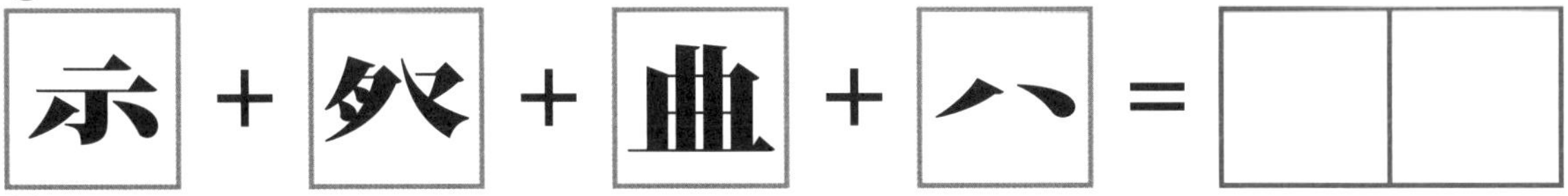

⑪
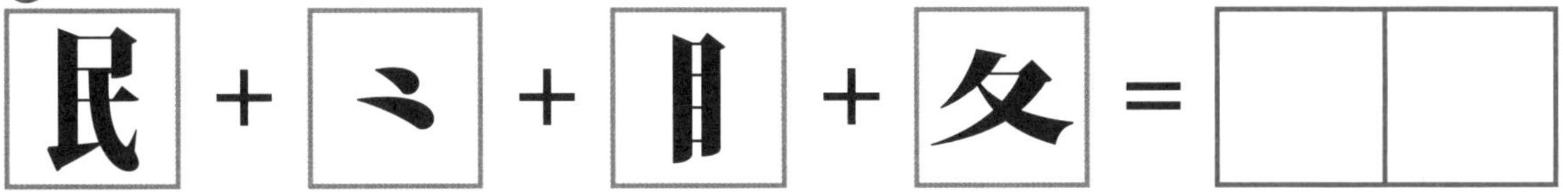

⑫
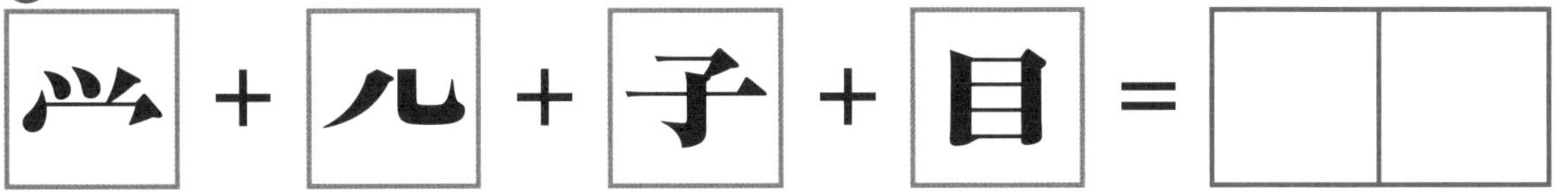

⑬
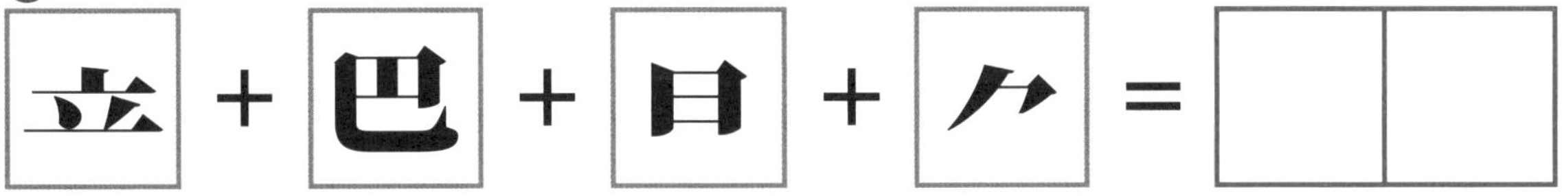

⑭
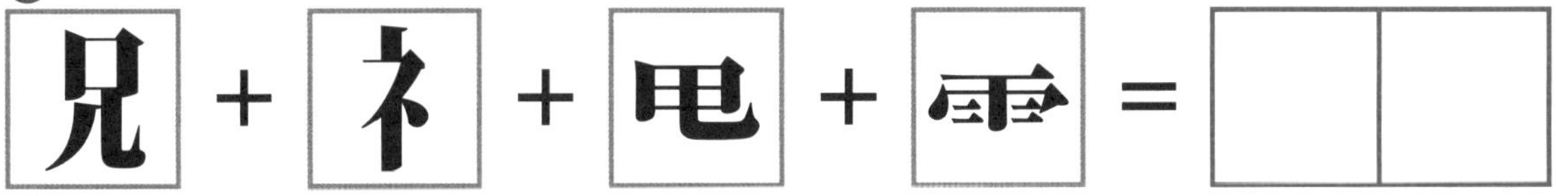

⑮
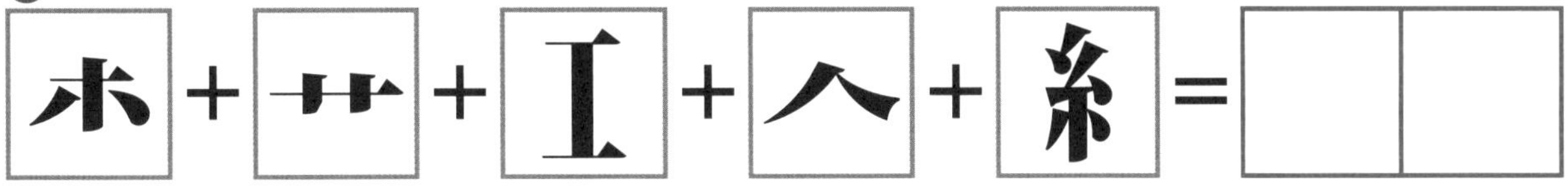

⑯
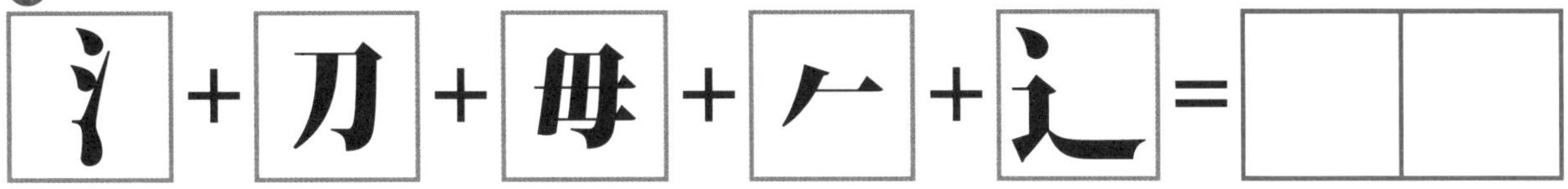

⑰
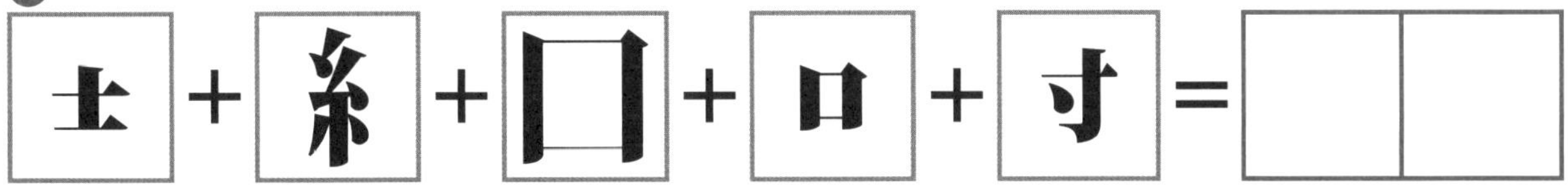

⑱
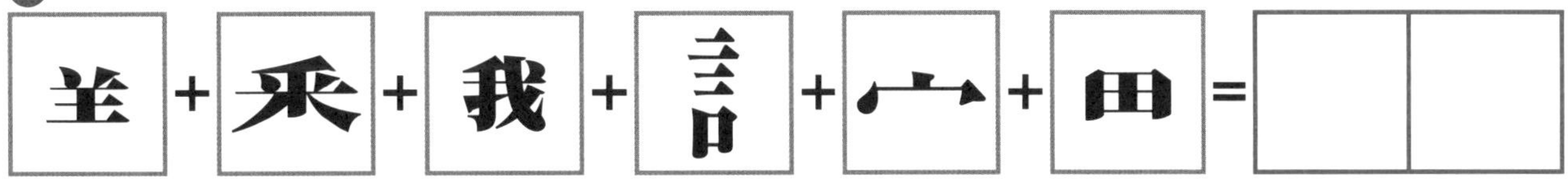

解答　⑩祭典　⑪冬眠　⑫見学　⑬音色　⑭祝電　⑮紅茶　⑯海辺　⑰団結　⑱審議

14日目 読み仮名パズル

難易度……3 ★★★★★

実践日 　月　　日

二字熟語を囲む３～４マスの中には、二字熟語の読み仮名を構成するひらがながそれぞれ入ります。すべての二字熟語が読み仮名に囲まれるように、マスにひらがなを割り当ててください。小文字と大文字の区別はありません。

A

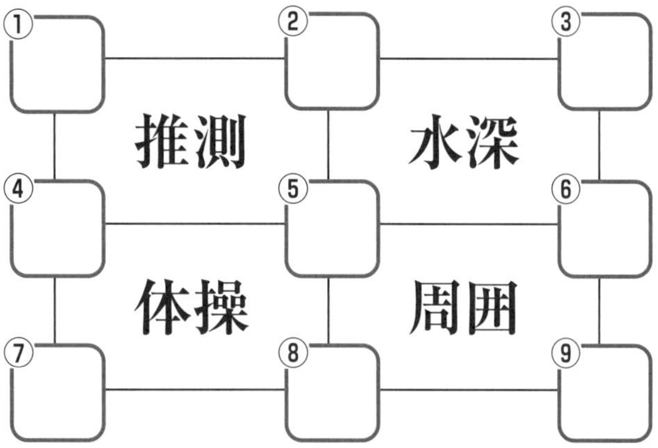

B

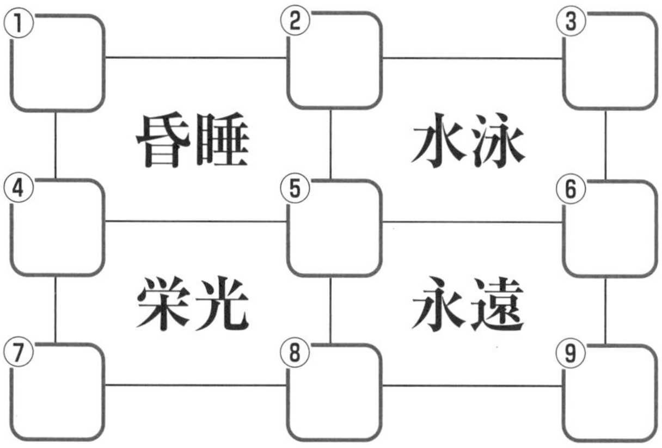

C

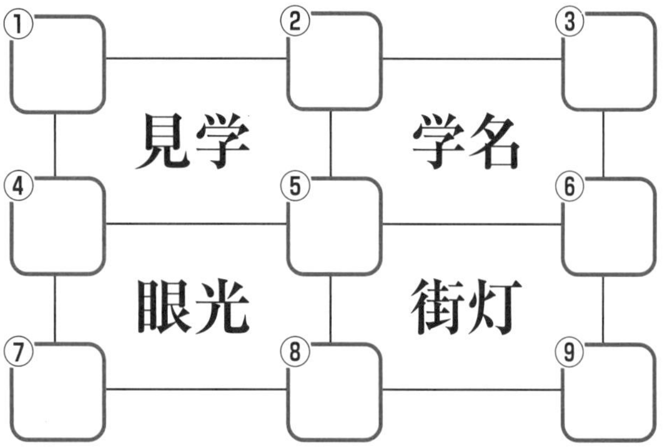

D

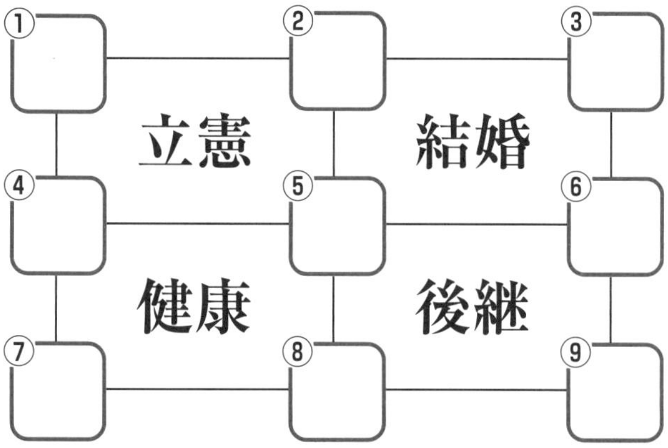

E

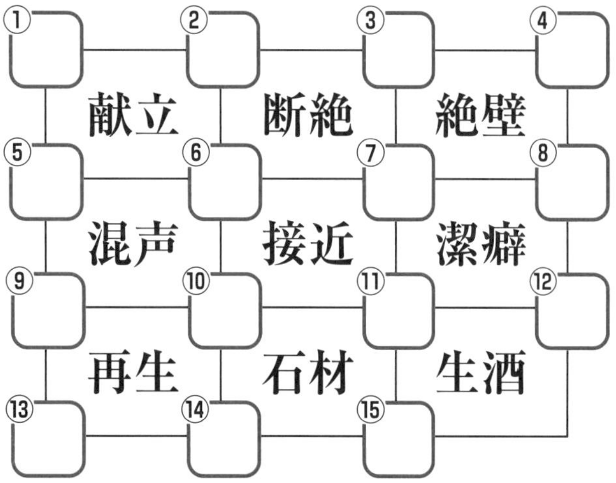

F

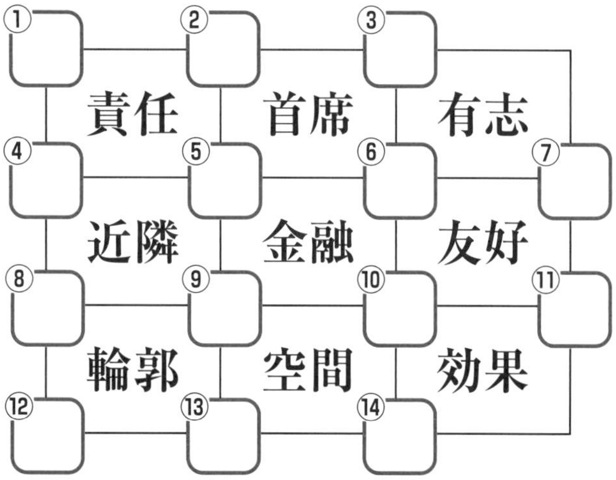

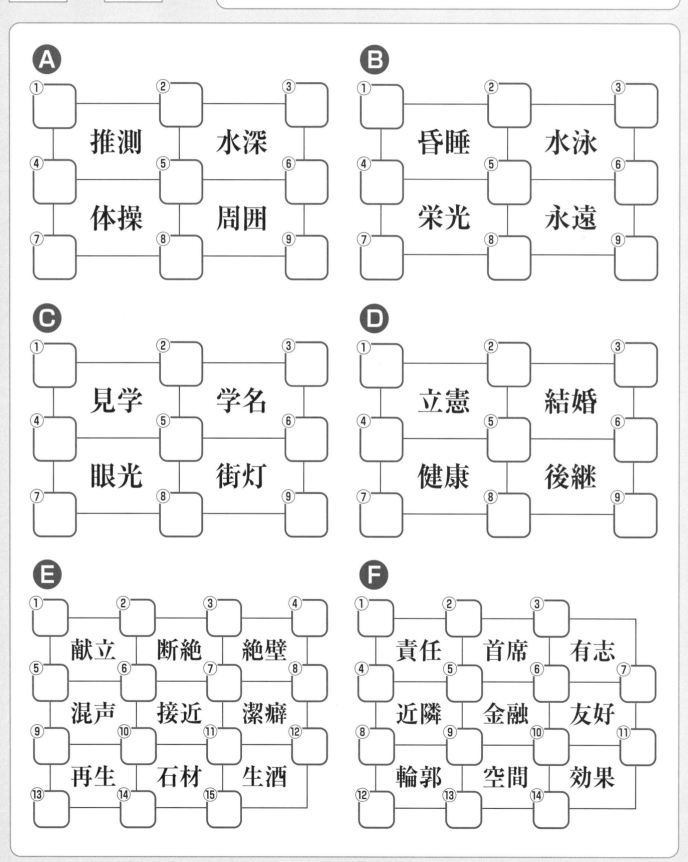

解答
A①く②す③ん④そ⑤い⑥し⑦た⑧う⑨ゆ　B①ん②す③い④こ⑤い⑥え⑦う⑧え⑨ん　C①け②く③め④ん⑤が⑥い⑦こ⑧う⑨と
D①り②つ③ん④ん⑤け⑥こ⑦こ⑧う⑨い　E①て②だ③ぜ④き⑤こ⑥ん⑦つ⑧ぺ⑨い⑩せ⑪き⑫け⑬さ⑭い⑮ざ
F①に②せ③し④ん⑤き⑥ゆ⑦う⑧り⑨ん⑩う⑪こ⑫か⑬く⑭か

脳活ポイント

想起力と論理力を強化!

問題の枠に並ぶ二字熟語の四隅にある解答欄を、すべての二字熟語が読み仮名に囲まれるように埋めていくパズル式の脳トレです。想起力や論理力が断然強化されます。

正答数	かかった時間
／12問	分

目標時間 50代まで 25分 60代 35分 70代以上 45分

G

①	②
捻挫	暗算
③ ④	⑤
年代	案内
⑥ ⑦	⑧

H

① ②	③
出納	冷凍
④ ⑤	⑥
倒木	特例
⑦ ⑧	⑨

I

① ②	③
排斥	配送
④ ⑤	⑥
製品	因数
⑦ ⑧	⑨

J

① ②	③
密接	解説
④ ⑤	⑥
節約	野生
⑦ ⑧	

K

① ②	③	④
口頭	盗塁	分類
⑤ ⑥	⑦	⑧
登院	整頓	宣誓
⑨ ⑩	⑪	⑫
印刷	賛成	精製
⑬ ⑭	⑮	⑯

L

① ②	③	④
前奏	運転	展開
⑤ ⑥	⑦	⑧
乾燥	好感	根幹
⑨ ⑩	⑪	⑫
完結	国会	懇意
⑬ ⑭	⑮	

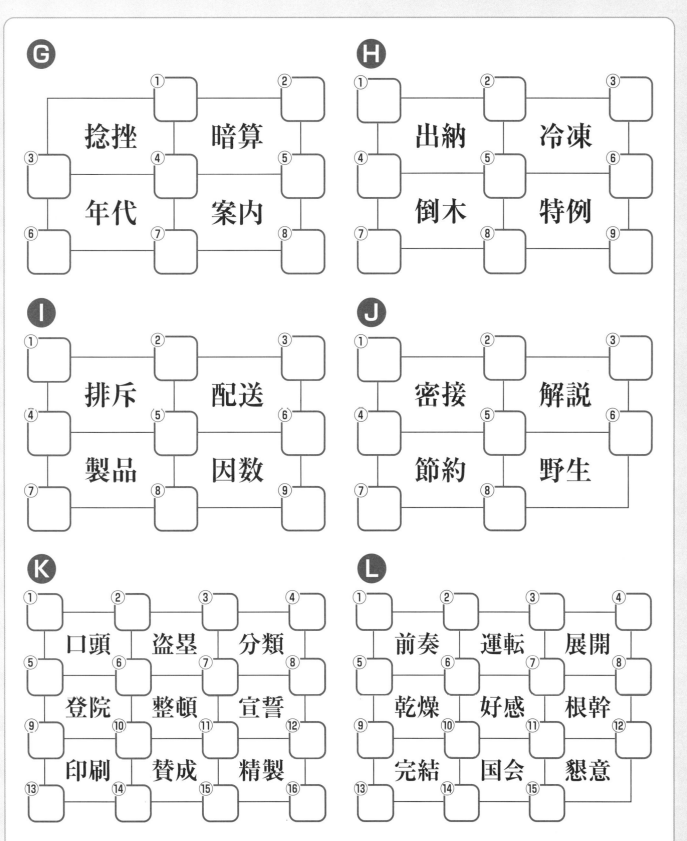

解答
G①ざ②ん③ね④ん⑤あ⑥だ⑦い⑧な　H①す②い③う④う⑤と⑥れ⑦ぼ⑧く⑨い　I①き②は③そ④せ⑤い⑥う⑦ひ⑧ん⑨す
J①み②つ③か④つ⑤せ⑥い⑦く⑧や　K①こ②う③る④ぶ⑤う⑥と⑦い⑧ん⑨い⑩ん⑪せ⑫せ⑬つ⑭さ⑮い⑯い
L①ぜ②ん③て④い⑤そ⑥う⑦ん⑧か⑨ん⑩か⑪こ⑫ん⑬け⑭つ⑮い

15日目 虫食い分数

難易度……4 ★★★★★

実践日 □月 □日

各問、分数の計算式（足し算、引き算、かけ算、割り算のどれか）が提示されていますが、そのうちの一部の数字が消え、空欄になっています。消えた部分の数字が何かを考えて空欄に入れてください。

●分数の足し算・引き算のやり方 分母をそろえて計算する。

$$\frac{1}{4}+\frac{1}{2}=? \Rightarrow \frac{1}{4}+\frac{1\times 2}{2\times 2}=? \Rightarrow \frac{1}{4}+\frac{2}{4}=\frac{3}{4}$$

❶ $\frac{1}{2}+\frac{1}{\square}=\frac{3}{4}$

❷ $\frac{\square}{2}-\frac{1}{4}=\frac{5}{4}$

❸ $\frac{\square}{8}+\frac{1}{2}=\frac{7}{8}$

❹ $\frac{5}{\square}-\frac{1}{2}=\frac{1}{3}$

❺ $\frac{7}{12}\times\frac{\square}{7}=\frac{1}{2}$

❻ $\frac{\square}{3}\div\frac{2}{5}=\frac{5}{3}$

❼ $\frac{2}{3}\times\frac{\square}{5}=\frac{4}{5}$

❽ $\frac{2}{15}\div\frac{2}{\square}=\frac{1}{3}$

❾ $\frac{3}{2}\times\frac{4}{\square}=\frac{2}{3}$

❿ $\frac{\square}{5}\div\frac{4}{3}=\frac{3}{10}$

解答 ❶4 ❷3 ❸3 ❹6 ❺6 ❻2 ❼6 ❽5 ❾9 ❿2

脳活ポイント

脳が活気づく計算脳トレ!

分数の計算式の一部が消えています。消えた部分の数字が何かを答えるドリルです。計算力だけでなく、発想力や思考力も鍛えられ、脳全体が大いに活気づきます。

正答数	かかった時間
／20問	分

目標時間　50代まで 25分　60代 35分　70代以上 45分

●**分数のかけ算のやり方**
分子同士・分母同士でかける。

$$\frac{1}{10} \times \frac{5}{6} = ? \Rightarrow \frac{1 \times 5}{10 \times 6} = ? \Rightarrow \frac{5}{60} \Rightarrow \frac{1}{12}$$

●**分数の割り算のやり方**
分母と分子、分子と分母をかける。

$$\frac{7}{10} \div \frac{7}{5} = ? \Rightarrow \frac{7 \times 5}{10 \times 7} = ? \Rightarrow \frac{35}{70} \Rightarrow \frac{1}{2}$$

⑪ $\frac{\square}{2} + \frac{1}{4} = \frac{7}{4}$

⑫ $\frac{7}{12} - \frac{1}{\square} = \frac{1}{3}$

⑬ $\frac{5}{8} + \frac{1}{\square} = \frac{9}{8}$

⑭ $\frac{1}{\square} - \frac{1}{3} = \frac{1}{6}$

⑮ $\frac{1}{\square} + \frac{2}{3} = \frac{3}{4}$

⑯ $\frac{3}{2} - \frac{\square}{10} = \frac{3}{5}$

⑰ $\frac{3}{2} \times \frac{5}{\square} = \frac{5}{4}$

⑱ $\frac{\square}{10} \div \frac{3}{5} = \frac{3}{2}$

⑲ $\frac{20}{7} \times \frac{1}{\square} = \frac{5}{7}$

⑳ $\frac{2}{3} \div \frac{\square}{7} = \frac{14}{9}$

解答 ⑪3 ⑫4 ⑬2 ⑭2 ⑮12 ⑯9 ⑰6 ⑱9 ⑲4 ⑳3

16日目 三字熟語穴うめ推理

難易度……4 ★★★★★

実践日 □月 □日

各問には、三字熟語が真ん中の１字が抜けた形で２つ提示されています。前後の漢字から推理して中央のマスをうめ、残り１マスにはリストから選んだ漢字を書き入れ、縦に読める三字熟語を完成させてください。

❶
運□手
提□物
　□

❷
句□点
草□体
　□

❸
無□備
紙□船
　□

❹
虚□感
　□
大□省

❺
若□髪
　□
地□儀

❻
高□差
乱□流
　□

❼
部□者
　□
反□会

❽
音□会
客□性
　□

❾
不□期
古□計
　□

❿
民□化
　□
無□属

⓫
七□三
朧□夜
　□

⓬
　□
外□医
図□館

⓭
無□米
　□
血□型

⓮
混□時
鮮□店
　□

⓯
新□幕
　□
私□箱

⓰
炭□水
高□能
　□

❶～⓰のリスト

教	浄	尽	務	圧	雨	血	林
業	届	制	的	寝	晴	門	家

解答 ❶転出届 ❷読書家 ❸防風林 ❹無尽蔵 ❺白血球 ❻低気圧 ❼外務省 ❽楽観的 ❾定時制 ❿営業所 ⓫五月晴 ⓬教科書 ⓭洗浄液 ⓮雑魚寝 ⓯入門書 ⓰酸性雨

脳活ポイント

推理力と想起力を鍛錬!

各問、2つの三字熟語の真ん中に入る字を前後の漢字から推理して書き入れ、残り1字をリストから選び、縦に読める三字熟語を作る脳トレです。推理力と想起力を使い認知力が大いに磨かれます。

正答数	かかった時間
／32問	分

目標時間 50代まで 35分 60代 40分 70代以上 45分

⑰
請□書
初□者
　□

⑱
無□髭
漂□剤
　□

⑲
乙□座
天□星
　□

⑳
真□事
洗□料
　□

㉑
殺□剤
　□
火□瓶

㉒
　□
最□限
未□熟

㉓
高□車
旅□券
　□

㉔
近□者
寺□屋
　□

㉕
　□
不□池
有□類

㉖
　□
人□観
部□動

㉗
　□
波□場
自□像

㉘
寄□舎
　□
市□村

㉙
表□力
　□
異□館

㉚
　□
実□書
手□師

㉛
金□鉢
紹□状
　□

㉜
自□心
　□
英□力

⑰〜㉜のリスト

代 船 敬 類 私 静 米 場
堪 絵 丼 蜂 日 垂 集 力

解答 ⑰求心力 ⑱精白米 ⑲女王蜂 ⑳似顔絵 ㉑虫垂炎 ㉒集大成 ㉓飛行船 ㉔親子丼 ㉕堪忍袋 ㉖私生活 ㉗静止画 ㉘宿場町 ㉙現代人 ㉚日用品 ㉛魚介類 ㉜尊敬語

17日目 迷路で言葉クイズ

難易度……5 ★★★★★

実践日 月 日

各マスに書かれたひらがながそれぞれつながって１つの文章になるよう、■のマスを除くすべてのマスを１度だけ通ってスタートからゴールに向かいます。できあがった文章が示す漢字２字の言葉を答えてください。

❶ （スタート：左上「ま」／ゴール：右下「じ」）

ま	■	が	つ
め	く	に	の
を	ま	ん	ね
う	ゅ	ち	■
ぎ	ょ	う	じ

答え

❷ （スタート：右上「し」／ゴール：右下「う」）

あ	の	わ	し
と	で	う	ょ
い	れ	げ	ん
わ	■	の	ご
の	ま	え	う

答え

❸ （スタート：上段２列目「か」／ゴール：下段２列目「の」）

お	か	だ	れ
を	し	て	か
か	く	■	わ
る	す	く	か
も	の	なら	ら

答え

❹ （スタート：左上「も」／ゴール：下段２列目「だ」）

も	ん	や	げ
か	か	か	ん
れ	が	ん	に
た	え	ま	あ
ふ	だ	な	る

答え

解答は73ページをご覧ください。

脳活ポイント

頭頂葉を強め脳が活性!

各マスに書かれたひらがなが１つの文章になるよう、問題のマスを１度だけ通ってスタートからゴールに向かう脳トレです。注意力のほか、読解力・思考力が磨かれます。

正答数	かかった時間
／8問	分

目標時間

50代まで	60代	70代以上
40分	45分	50分

❺ スタート：1行目3列目（え） ゴール：5行目3列目（の）

つ	た	え	ぬ
の	ふ	の	と
じ	■	す	え
き	が	あ	る
ょ	く	の	も

答え □□

❻ スタート：1行目1列目（こ） ゴール：5行目1列目（い）

こ	と	り	い
き	で	■	れ
ゅ	う	さ	る
た	き	ん	そ
い	の	ど	な

答え □□

❼ スタート：1行目2列目（き） ゴール：5行目1列目（ん）

ん	き	や	ぎ
か	く	じ	ん
ふ	う	く	か
け	ど	じ	が
ん	と	る	あ

答え □□

❽ スタート：1行目4列目（し） ゴール：5行目3列目（と）

れ	な	に	し
て	お	と	ご
ず	ら	ひ	と
み	く	な	の
じ	ゅ	と	こ

答え □□

解答は73ページをご覧ください。

18日目 数字組み立てパズル

難易度……3 ★★★★★

実践日 　月 　日

解答欄の枠の中に、リストの3ケタ、4ケタ、5ケタの数字をすべて入れて組み立ててください。数字の入る方向は、左から右、あるいは上から下の2パターンです。

❶

リスト

●3ケタ	●4ケタ
224	1253
243	2543
311	●5ケタ
335	34425

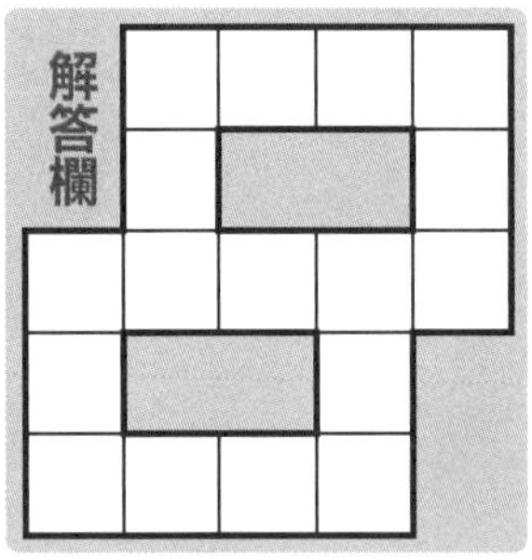

❷

リスト

●3ケタ	●4ケタ
435	5343
324	3255
523	●5ケタ
552	52344

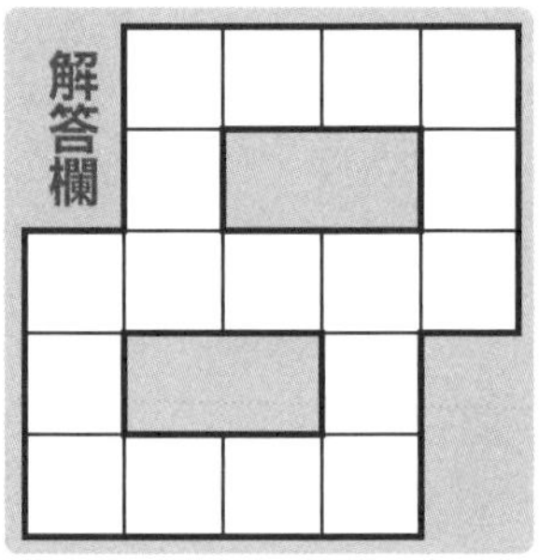

❸

リスト

●3ケタ	●4ケタ	●5ケタ
333	1355	24532
155	4223	
543	2435	
225	3114	

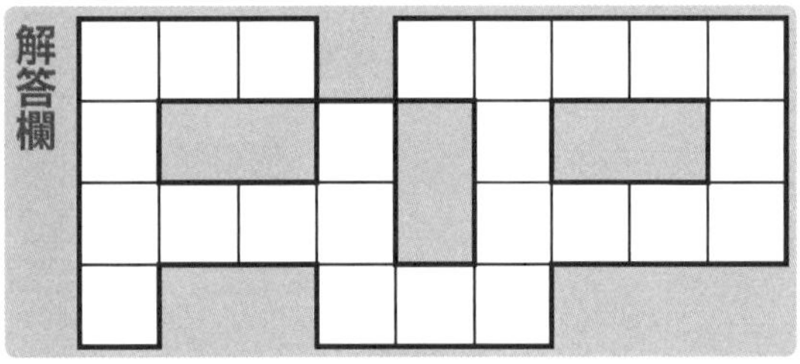

❹

リスト

●3ケタ	●4ケタ	●5ケタ
325	3435	42552
425	3325	
533	2433	
245	3242	

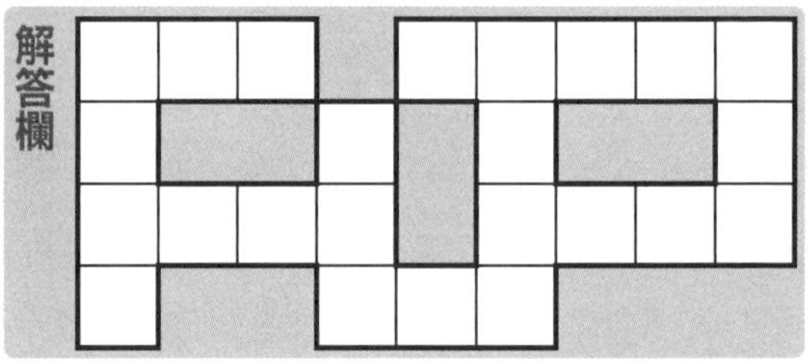

❺

リスト

●3ケタ	●4ケタ	●5ケタ
234	4345	24524
235	4332	
442	5333	
535	2453	

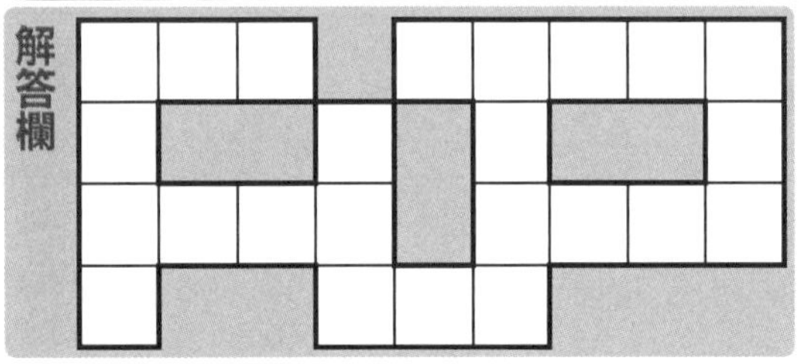

❻

リスト

●3ケタ	●4ケタ	●5ケタ
525	5422	44335
422	5515	
523	2422	
242	4252	

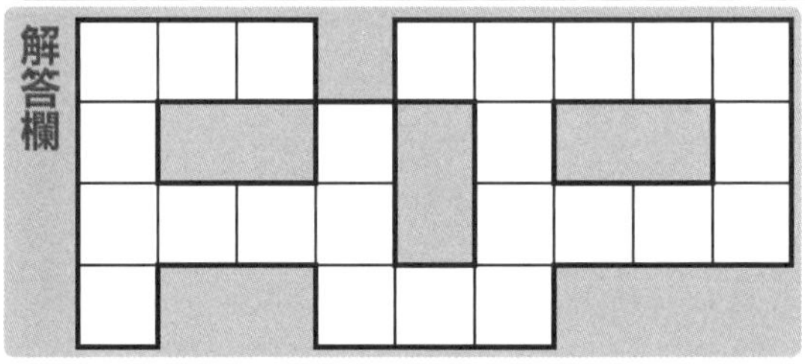

解答は73ページをご覧ください。

脳活ポイント

思考力と論理力が向上!

リストに提示された3～5ケタの数字を解答欄の枠内に入れていき、数字を組み立てていくパズル形式の脳トレです。解くには論理的な考え方を要するので、思考力が鍛えられます。

正答数	かかった時間
／12問	分

目標時間 50代まで 30分 60代 40分 70代以上 50分

7

リスト

●3ケタ	●4ケタ
543	6355
636	5336
645	●5ケタ
446	66543

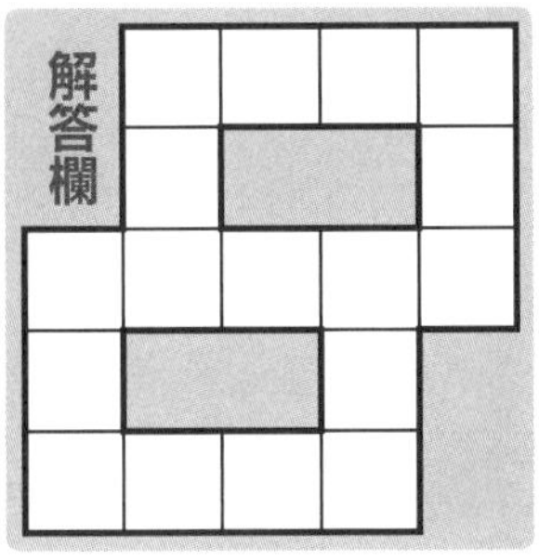

8

リスト

●3ケタ	●4ケタ
563	3544
336	4463
634	●5ケタ
465	66455

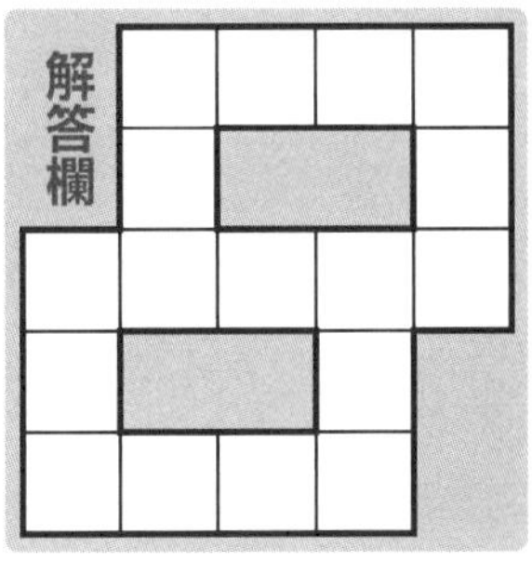

9

リスト

●3ケタ	●4ケタ	●5ケタ
454	6535	53636
443	4565	
655	3464	
363	3443	

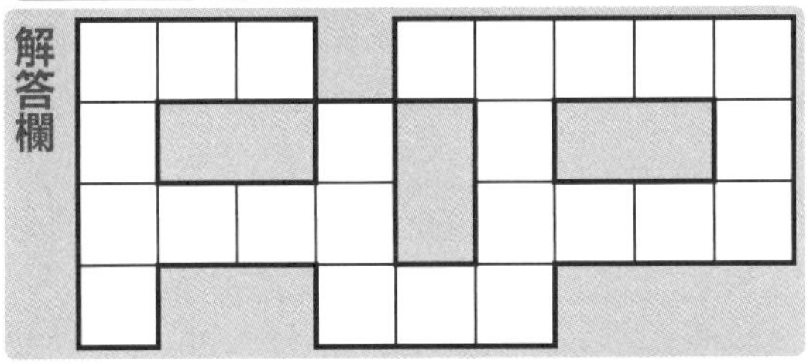

10

リスト

●3ケタ	●4ケタ	●5ケタ
353	3456	45566
343	5344	
646	3536	
366	5436	

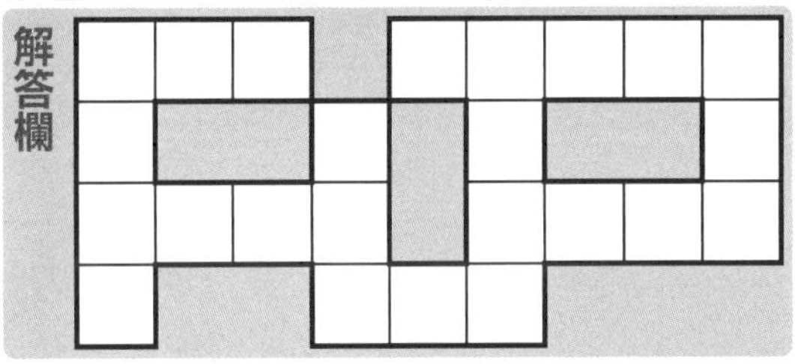

11

リスト

●3ケタ	●4ケタ	●5ケタ
534	4466	53355
365	3465	
463	6564	
434	6536	

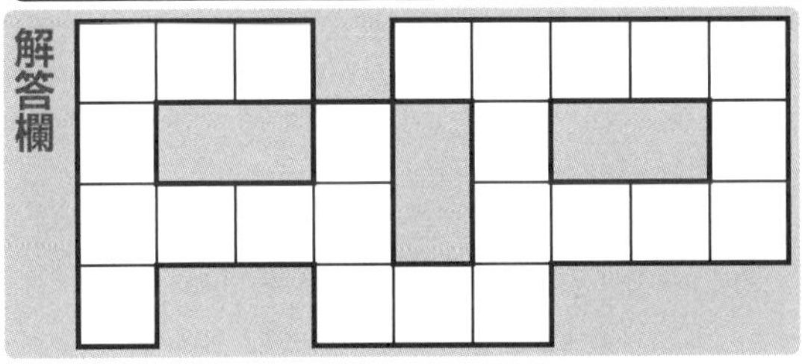

12

リスト

●3ケタ	●4ケタ	●5ケタ
356	5466	34453
433	3655	
436	4435	
654	4653	

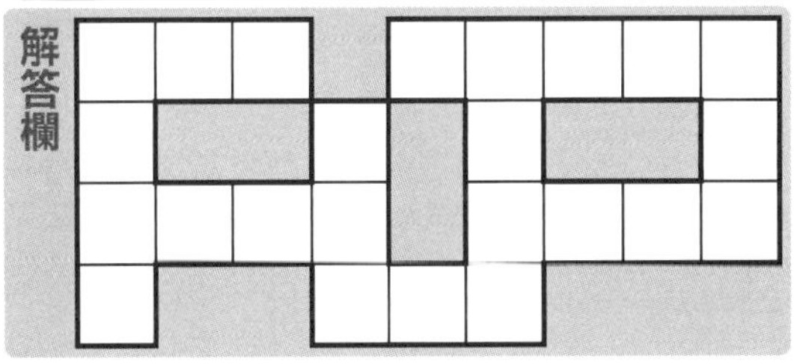

解答は73ページをご覧ください。

19日目 読み方競争

難易度……3 ★★★★★

実践日 月 日

Aで示された6つの言葉の読み方を書き、それについての問1～問4に番号で答えてください。Aが終わったら、B～Fも同様に行ってください。

	言葉		問題	答え
A	①星空観察	②山紫水明	問1「ん」が最も多くつく言葉は？	
	読み方	読み方	問2「む」がつく言葉は？	
	③右往左往	④新幹線	問3 3文字めが濁音になる言葉は？	
	読み方	読み方	問4「あ行」を最も多く使った言葉は？	
	⑤唯一無二	⑥遊園地		
	読み方	読み方		
B	①太鼓判	②家計調査	問1 濁点がつかない言葉は？	
	読み方	読み方	問2 ひらがな8文字の言葉は？	
	③眉目秀麗	④大願成就	問3「い」が最も多くつく言葉は？	
	読み方	読み方	問4 4文字めが「う」になる言葉は？	
	⑤最低限	⑥想像力		
	読み方	読み方		
C	①霜柱	②陪審員	問1 濁点がつかない言葉は？	
	読み方	読み方	問2「う」で終わる言葉は？	
	③介護保険	④八方美人	問3 ひらがな5文字の言葉は？	
	読み方	読み方	問4「ん」が最も多い言葉は？	
	⑤異常気象	⑥警戒心		
	読み方	読み方		

解答

A 問1 ④ 問2 ⑤ 問3 ① 問4 ③、①ほしぞらかんさつ ②さんしすいめい ③うおうさおう ④しんかんせん ⑤ゆいいつむに ⑥ゆうえんち、B 問1 ② 問2 ③ 問3 ⑤ 問4 ⑥ 、①たいこばん ②かけいちょうさ ③びもくしゅうれい ④たいがんじょうじゅ ⑤さいていげん ⑥そうぞうりょく、C 問1 ⑥ 問2 ⑤ 問3 ① 問4 ②、①しもばしら ②ばいしんいん ③かいごほけん ④はっぽうびじん ⑤いじょうきしょう ⑥けいかいしん

脳活ポイント

脳の言語中枢を強める!

１グループに提示されている６つの言葉の読み方を書いたあと、それぞれ４つの問題に答える脳トレです。言語力・想起力・判断力を使い認知力を磨くのに適しています。

正答数	かかった時間
／60問	分

目標時間　50代まで 25分　60代 35分　70代以上 45分

	言葉と読み方		問題	答え
D	①世界遺産 読み方	②広大 読み方	問1「い」が最も多くつく言葉は?	
	③成人式 読み方	④一世一代 読み方	問2 ひらがな４文字の言葉は?	
	⑤言語道断 読み方	⑥三者三様 読み方	問3 濁音が最も多い言葉は?	
			問4「か行」で終わる言葉は?	
E	①感覚器官 読み方	②雲海 読み方	問1「ん」がつかない言葉は?	
	③異口同音 読み方	④皆勤賞 読み方	問2「い」と「き」がつく言葉は?	
	⑤同姓同名 読み方	⑥海上保安官 読み方	問3「う」で始まり、「い」で終わる言葉は?	
			問4「か行」を最も多く使った言葉は?	
F	①傍若無人 読み方	②一切合切 読み方	問1 濁音が最も多い言葉は?	
	③先発隊 読み方	④自給自足 読み方	問2 ひらがな４文字の言葉は?	
	⑤保育園 読み方	⑥異端児 読み方	問3「い」が最も多くつく言葉は?	
			問4「か行」で終わる言葉は?	

解答　D 問1 ④ 問2 ② 問3 ⑤ 問4 ③、①せかいいさん ②こうだい ③せいじんしき ④いっせいいちだい ⑤ごんごどうだん ⑥さんしゃさんよう、E 問1 ⑤ 問2 ④ 問3 ② 問4 ①、①かんかくきかん ②うんかい ③いくどうおん ④かいきんしょう ⑤どうせいどうめい ⑥かいじょうほあんかん、F 問1 ① 問2 ⑥ 問3 ② 問4 ④、①ぼうじゃくぶじん ②いっさいがっさい ③せんぱつたい ④じきゅうじそく ⑤ほいくえん ⑥いたんじ

20日目 難解漢字しりとり

難易度……5 ★★★★★

実践日 月 日

ヒントの漢字を全部用いて二字熟語・三字熟語・四字熟語のしりとりを作ります。熟語の末尾の漢字が次の熟語の先頭にきます。答えの最初と最後の漢字は重複しません。うまくつないで、マスを埋めてください。

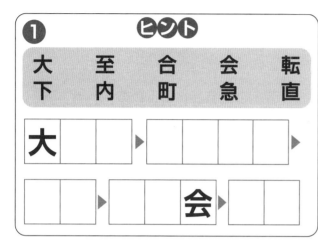

❶ ヒント

大	至	合	会	転
下	内	町	急	直

大□□ ▶ □□□□ ▶
□□ ▶ □□会 ▶ □□

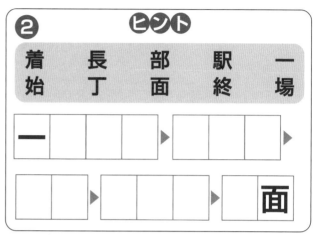

❷ ヒント

着	長	部	駅	一
始	丁	面	終	場

一□□□ ▶ □□□ ▶
□□ ▶ □□□ ▶ □面

❸ ヒント

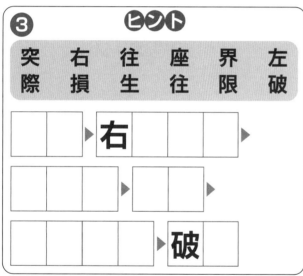

突	右	往	座	界	左
際	損	生	往	限	破

□□ ▶ 右□□□ ▶
□□□ ▶ □□ ▶
□□□□ ▶ 破□

❹ ヒント

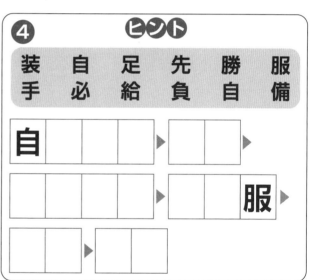

装	自	足	先	勝	服
手	必	給	負	自	備

自□□□ ▶ □□ ▶
□□□□ ▶ □□服 ▶
□□ ▶ □□

❺ ヒント

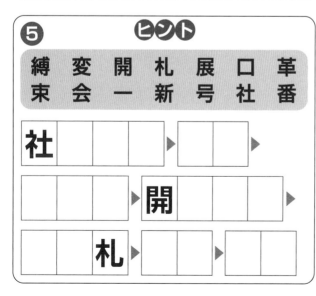

縛	変	開	札	展	口	革
束	会	一	新	号	社	番

社□□□ ▶ □□ ▶
□□□ ▶ 開□□□ ▶
□□札 ▶ □□ ▶ □□

❻ ヒント

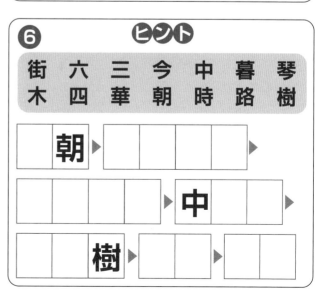

街	六	三	今	中	暮	琴
木	四	華	朝	時	路	樹

□朝 ▶ □□□□ ▶
□□□□ ▶ 中□□ ▶
□□樹 ▶ □□ ▶ □□

解答
❶大至急→急転直下→下町→町内会→会合 ❷一部始終→終着駅→駅長→長丁場→場面
❸座右→右往左往→往生際→際限→限界突破→破損 ❹自給自足→足先→先手必勝→勝負服→服装→装備
❺社会変革→革新→新展開→開口一番→番号札→札束→束縛 ❻今朝→朝三暮四→四六時中→中華街→街路樹→樹木→木琴

脳活ポイント

言語中枢を一段と強化！

ヒントの漢字を使って熟語を作り、前後が同じ漢字になる2字から4字の熟語をしりとりのように並べる脳トレです。脳の言語中枢である側頭葉を一段と活性化させる効果が期待できます。

正答数	かかった時間
／12問	分

目標時間　50代まで 25分　60代 35分　70代以上 45分

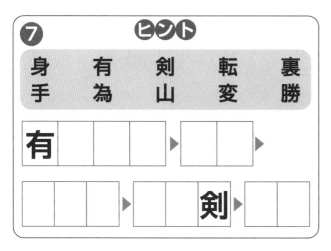

⑦

ヒント：身 有 剣 転 裏 手 為 山 変 勝

有□□□ ▶ □□ ▶

□□□ ▶ □□剣 ▶ □□

⑧

ヒント：回 質 起 可 問 性 能 半 死 生

起□□□ ▶ □□□ ▶

可□□ ▶ □□ ▶ □□

⑨

ヒント：理 針 大 小 石 岩 加 灰 指 塩 棒 減

□□ ▶ □□□□ ▶

大□□ ▶ □□□ ▶

□□ ▶ 塩□□

⑩

ヒント：方 骨 根 度 胸 零 行 董 絶 品 正 対

□□ ▶ 絶□□□ ▶

□□ ▶ □□ ▶

骨□□ ▶ □□□□

⑪

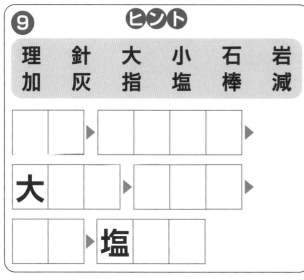

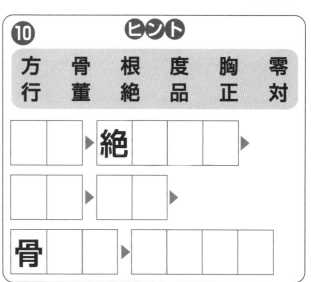

ヒント：機 異 宇 小 国 天 同 大 緒 壮 気 能 新 情

新□□ ▶ □□気 ▶

□□□□ ▶ □□□□ ▶

□□□緒

⑫

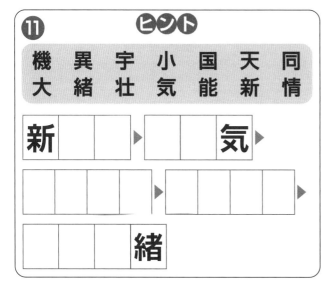

ヒント：本 志 薄 春 不 弱 和 日 太 動 小 揺 鼓 意

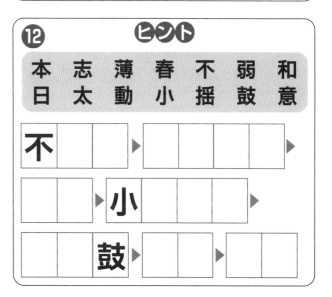

不□□ ▶ □□□□ ▶

□□ ▶ 小□□□ ▶

□□鼓 ▶ □□ ▶ □□

解答

⑦ 有為転変→変身→身勝手→手裏剣→剣山　⑧ 起死回生→生半可→可能性→性質→質問

⑨ 指針→針小棒大→大理石→石灰岩→岩塩→塩加減　⑩ 根絶→絶対零度→度胸→胸骨→骨董品→品行方正

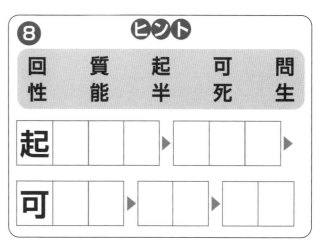

⑪ 新機能→能天気→気宇壮大→大同小異→異国情緒　⑫ 不本意→意志薄弱→弱小→小春日和→和太鼓→鼓動→動揺

21日目 影絵識別カウント

難易度……5 ★★★★★

実践日

□月□日

Ⓐ～Ⓓには数種類の影絵がバラバラに置かれています。それぞれ問１～問５に記されている影絵がいくつあるかを答えてください。問４と問５は２種類の影絵を合わせた数を答えましょう。

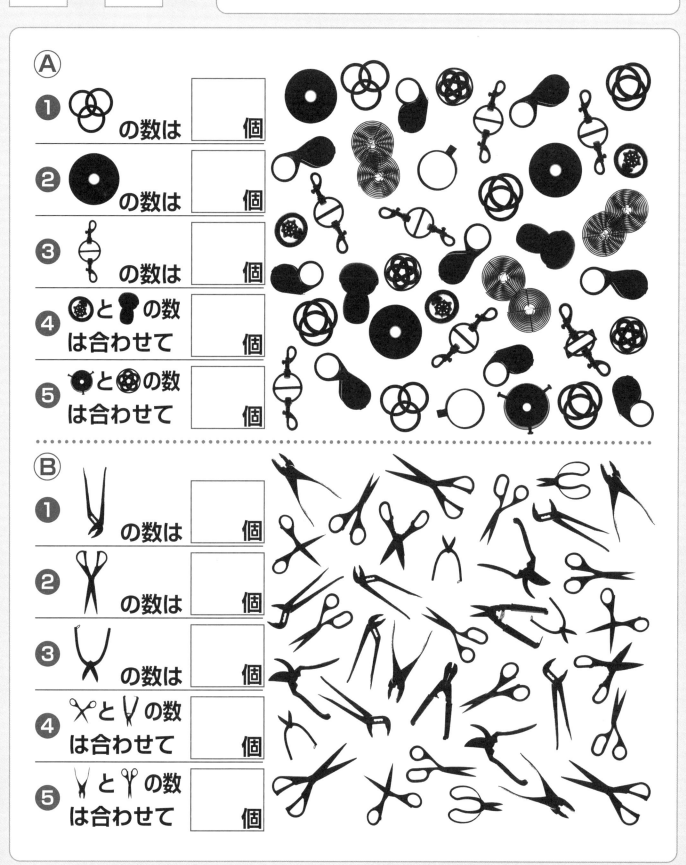

Ⓐ

❶  の数は □個

❷  の数は □個

❸  の数は □個

❹  と  の数は合わせて □個

❺  と  の数は合わせて □個

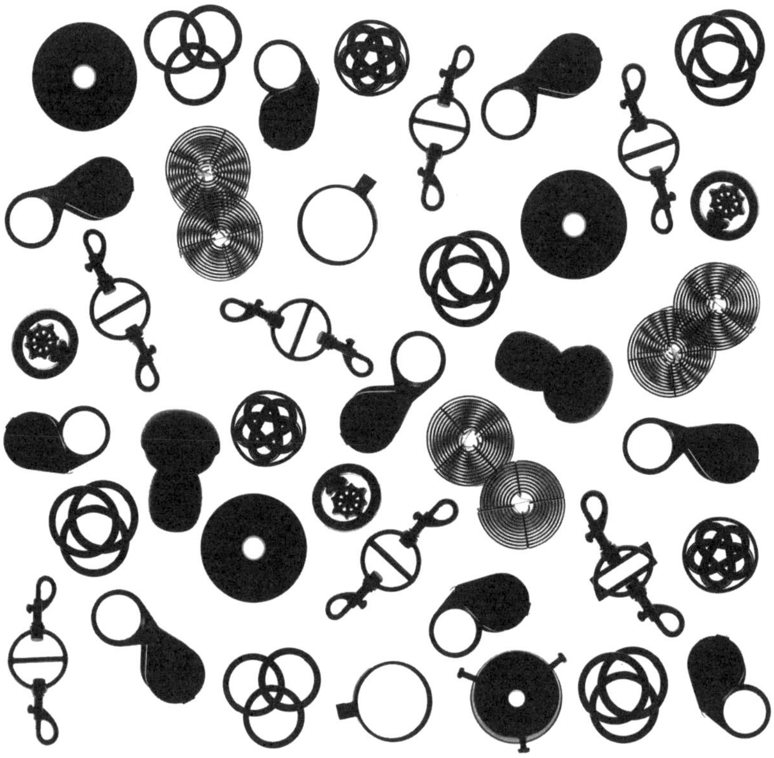

Ⓑ

❶  の数は □個

❷  の数は □個

❸  の数は □個

❹  と  の数は合わせて □個

❺  と  の数は合わせて □個

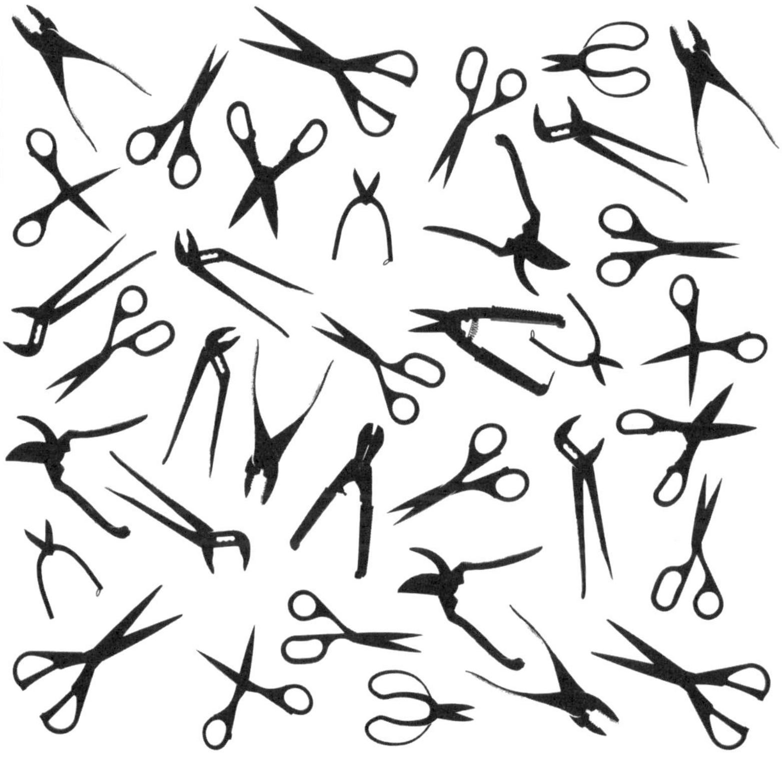

解答
Ⓐ ❶2個 ❷3個 ❸3個 ❹5個 ❺4個
Ⓑ ❶2個 ❷3個 ❸3個 ❹4個 ❺7個

脳活ポイント

識別力と見る力を強化!

影絵の中から、問題に示された影絵がいくつあるかを探して数えていく脳トレです。似たような影絵が多くあるため、集中力や注意力が大いに強化されます。

正答数	かかった時間
／20問	分

目標時間　50代まで 25分　60代 35分　70代以上 45分

Ⓒ

❶  の数は　［　　］個

❷  の数は　［　　］個

❸  の数は　［　　］個

❹  と 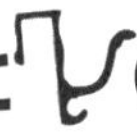 の数は合わせて　［　　］個

❺  と  の数は合わせて　［　　］個

Ⓓ

❶  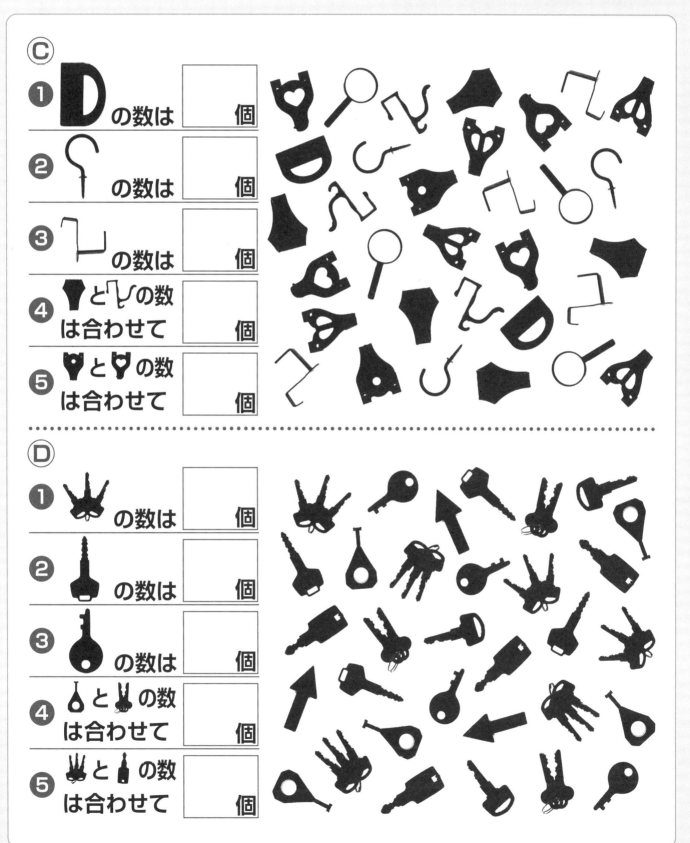 の数は　［　　］個

❷  の数は　［　　］個

❸  の数は　［　　］個

❹  と 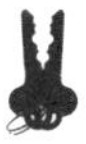 の数は合わせて　［　　］個

❺  と  の数は合わせて　［　　］個

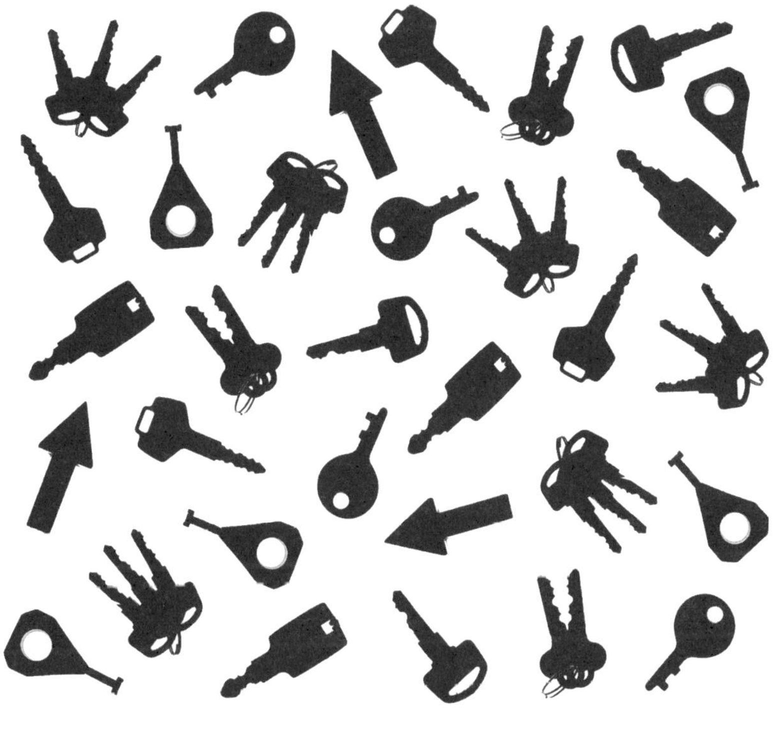

解答
Ⓒ ❶2個 ❷3個 ❸4個 ❹8個 ❺6個
Ⓓ ❶3個 ❷4個 ❸4個 ❹8個 ❺7個

22日目 言葉から連想熟語

難易度……4 ★★★★★

実践日　　月　　日

各問で示されているひらがなの言葉からイメージできる二字熟語を３個、ないし４個作るドリルです。二字熟語を作るとき、ワクの中にある漢字を１回ずつ、すべて使い切ってください。答えは順不同です。

❶ あぶない

険　物　死　騒
九　危

答え［　］［　］　答え［　］［　］
答え［　］［　］

❷ ていねい

重　細　念　心
丹　丁

答え［　］［　］　答え［　］［　］
答え［　］［　］

❸ きらい

傷　快　嫌　食
拒　不　絶　悪

答え［　］［　］　答え［　］［　］
答え［　］［　］　答え［　］［　］

❹ ゆたか

余　沢　豊　華
満　潤　裕　豪

答え［　］［　］　答え［　］［　］
答え［　］［　］　答え［　］［　］

❺ すこやか

夫　者　息　達
全　災　丈　健

答え［　］［　］　答え［　］［　］
答え［　］［　］　答え［　］［　］

❻ わかる

了　承　納　明
得　知　判　解

答え［　］［　］　答え［　］［　］
答え［　］［　］　答え［　］［　］

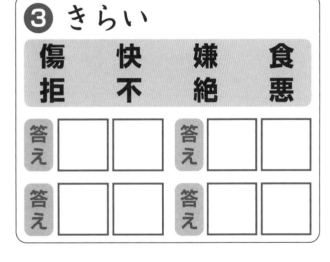

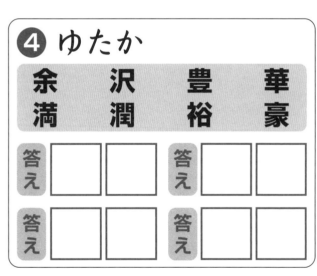

解答 ❶物騒・危険・九死 ❷細心・丹念・丁重 ❸嫌悪・食傷・拒絶・不快
❹余裕・豊満・豪華・潤沢 ❺達者・息災・丈夫・健全 ❻承知・判明・納得・了解

脳活ポイント

注意力と言語力を強化!

ひらがなの言葉からイメージできる二字熟語を作るドリルです。作るさい、提示された漢字を１回ずつ、すべて用います。発想力はもとより、注意力や言語力のアップに役立ちます。

正答数	かかった時間
/44問	分

目標時間　50代まで 25分　60代 35分　70代以上 45分

⑦ うっとり

酔　恍　中　陶
惚　夢

答え □□　答え □□
答え □□

⑧ みとめる

黙　肯　認　評
定　価

答え □□　答え □□
答え □□

⑨ にげる

走　退　避　脱
却　獄　逃　回

答え □□　答え □□
答え □□　答え □□

⑩ たのしい

楽　能　快　歓
満　堪　喜　喫

答え □□　答え □□
答え □□　答え □□

⑪ せいじつ

気　勝　実　誠
堅　殊　意　直

答え □□　答え □□
答え □□　答え □□

⑫ やさしい

温　身　容　懇
親　切　厚　寛

答え □□　答え □□
答え □□　答え □□

解答　⑦恍惚・夢中・陶酔　⑧評価・黙認・肯定　⑨退却・脱獄・逃走・回避
⑩快楽・歓喜・堪能・満喫　⑪実直・誠意・堅気・殊勝　⑫温厚・寛容・親身・懇切

23日目 アルファベット並べ

難易度……3 ★★★★★

実践日 　月　日

アルファベット全26文字を使ったドリルです。各問、26文字より３文字少ない合計23個のアルファベットが提示されています。その少ない3文字が何かを見つけ、ヒントに関連した英単語を作ってください。

アルファベット

a b c d e f g h i j k l m
n o p q r s t u v w x y z

❶

s q c d h k p
z a g m e y b j
x n t w u f v r

ヒント：フライパン

答え：□□□

❷

n h r w j i u q d
p m a v b
g c z k t e f l x

ヒント：日本食

答え：□□□

❸

b j k i m r p c
f y a e t
d l v q
z x w h o g

ヒント：光

答え：□□□

解答 ❶ oil（油） ❷ soy（大豆） ❸ sun（太陽）

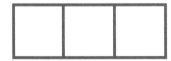

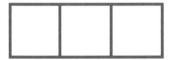

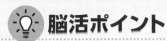

脳活ポイント

新感覚の言葉の脳トレ!

全部で26文字のうち、3文字少ないアルファベットが各問で表示されています。その3文字が何かを見つけ、ヒントに関連する英単語を作る脳トレです。注意力と集中力が磨かれます。

正答数	かかった時間
／6問	分

目標時間　50代まで 25分　60代 30分　70代以上 35分

アルファベット

a b c d e f g h i j k l m
n o p q r s t u v w x y z

④

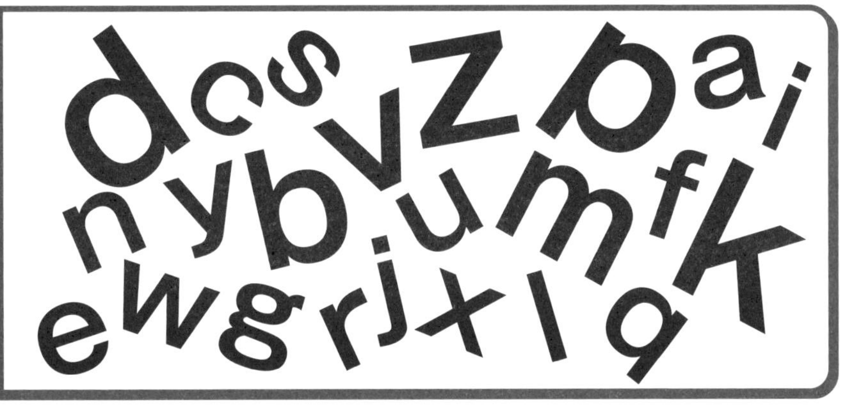
d c s z p a i
n y b v u m f k
e w g r j x l q

ヒント
温度

答え

⑤

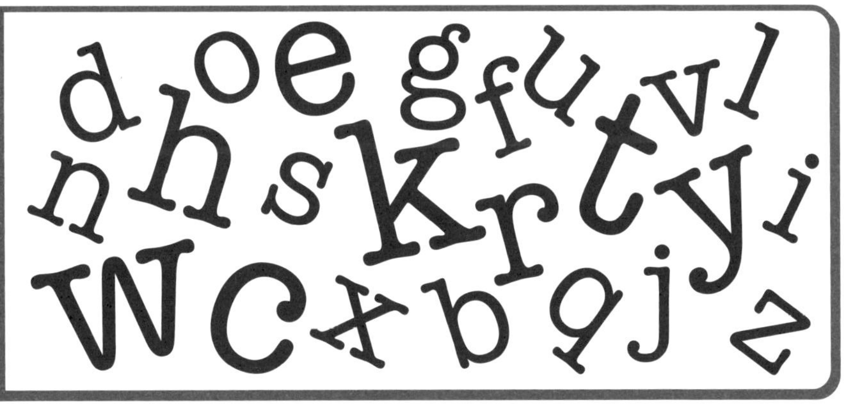

ヒント
土地

答え

⑥

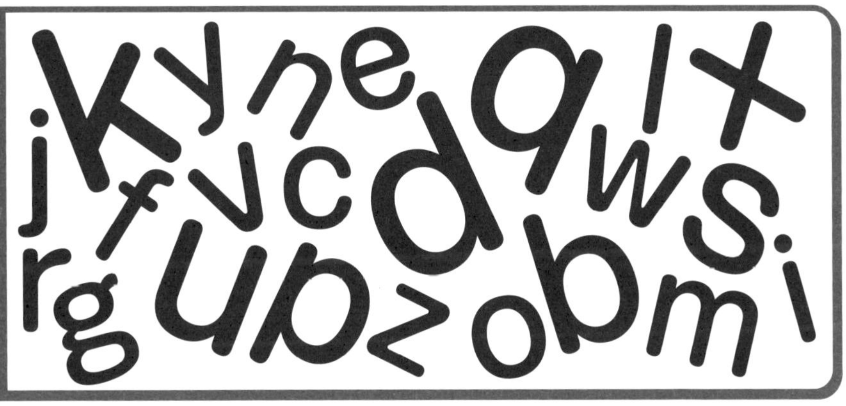

ヒント
衣装

答え

24日目 文節クロス

難易度……3 ★★★★★

実践日 月 日

解答欄のどの矢印の方向に読んでも文が成立するように、解答欄のマスにリスト内の文節を書き入れてください。文が交差する部分には、共通の文節が入ります。同音でも意味が異なる文節はひらがなで提示してあります。

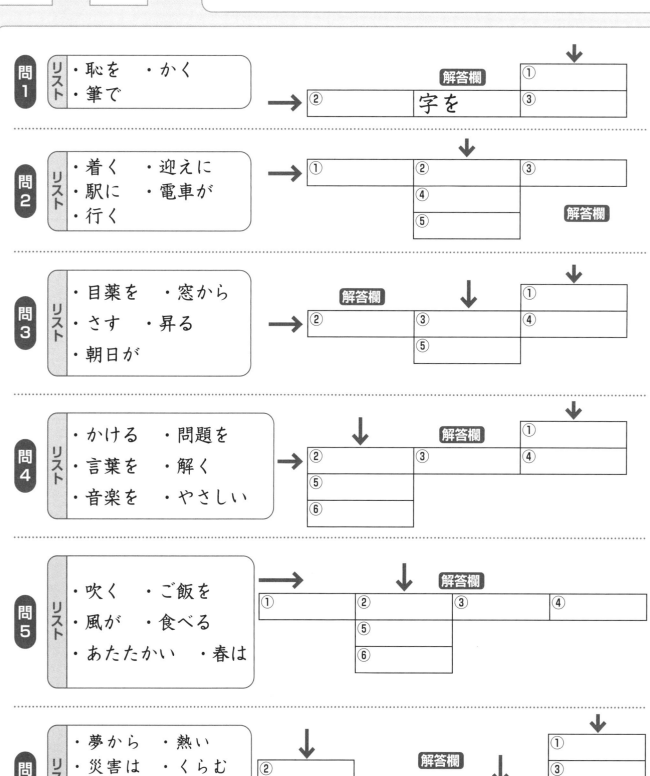

問1

リスト
・恥を ・かく
・筆で

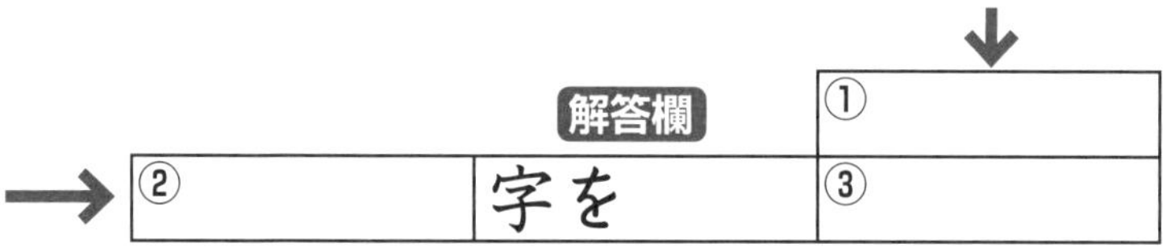

問2

リスト
・着く ・迎えに
・駅に ・電車が
・行く

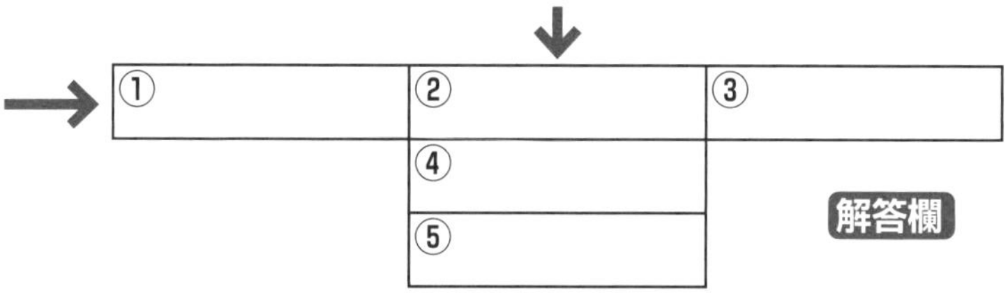

問3

リスト
・目薬を ・窓から
・さす ・昇る
・朝日が

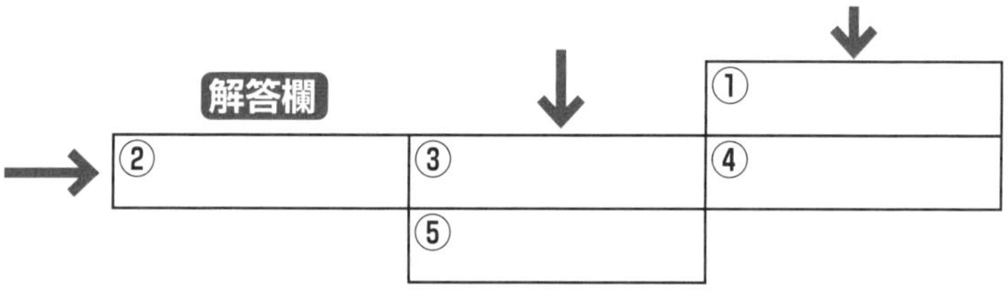

問4

リスト
・かける ・問題を
・言葉を ・解く
・音楽を ・やさしい

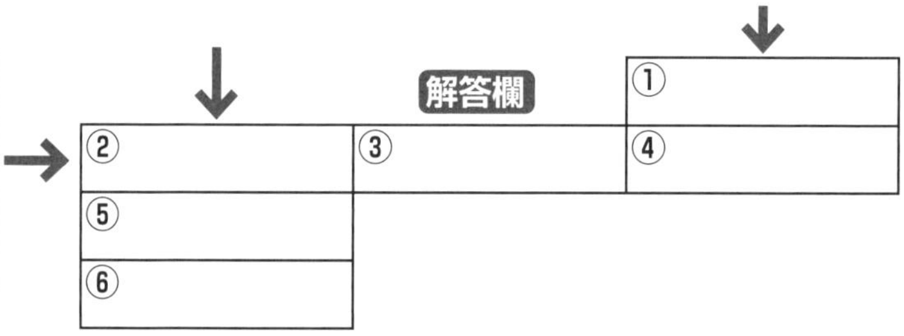

問5

リスト
・吹く ・ご飯を
・風が ・食べる
・あたたかい ・春は

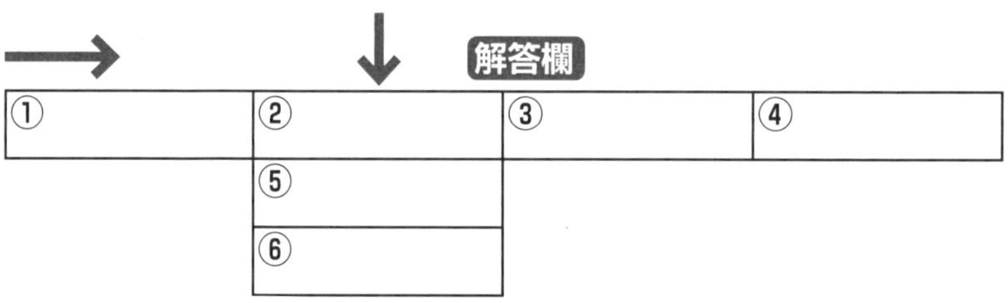

問6

リスト
・夢から ・熱い
・災害は ・くらむ
・目が ・怖い
・スープが ・さめた

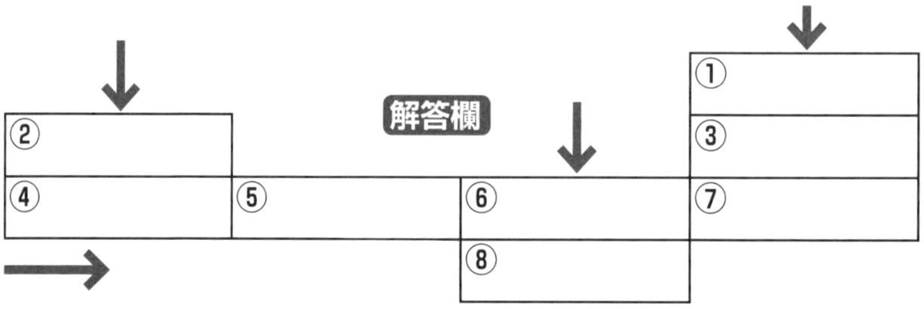

解答
問1 ①恥を ②筆で ③かく 問2 ①電車が ②駅に ③着く ④迎えに ⑤行く 問3 ①目薬を ②窓から ③朝日が ④さす ⑤昇る
問4 ①音楽を ②やさしい ③言葉を ④かける ⑤問題を ⑥解く 問5 ①春は ②あたたかい ③風が ④吹く ⑤ご飯を ⑥食べる
問6 ①熱い ②災害は ③スープが ④怖い ⑤夢から ⑥目が ⑦さめた ⑧くらむ

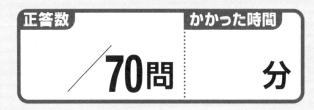

脳活ポイント

文章力を養う新ドリル！

縦横に交差するマス目状の解答欄にリストの中から文節を当てはめ、縦横どの方向から読んでも文章を成立させる脳トレです。言語をつかさどる側頭葉が刺激され、文章力も向上します。

正答数	かかった時間
／70問	分

目標時間　50代まで 25分　60代 35分　70代以上 45分

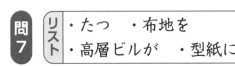

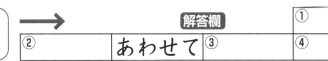

問7

リスト
・たつ　・布地を
・高層ビルが　・型紙に

解答欄
①（縦）
② ／ あわせて ／ ③ ／ ④

問8

リスト
・除夜の　・財布に
・鳴る　・ない
・かねが　・大晦日に

解答欄
① ／ ④ ／ ⑥（縦）
② ／ ③ ／ ④ ／ ⑤（横）

問9

リスト
・鼻が　・きく
・朝礼で　・犬は
・話を

解答欄
① ／ ② ／ ⑤（縦）
③ ／ 校長先生の ／ ④ ／ ⑤（横）

問10

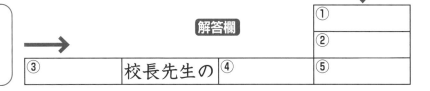

リスト
・いれる　・あつい
・育む　・お茶を
・ポケットに　・友情を

解答欄
① ／ 小銭を ／ ④（縦）
② ／ ⑤ ／ ⑥（縦）
② ／ ③ ／ ④（横）

問11

リスト
・確かめる　・川に
・解決する
・投げる
・話し合って
・相手の　・いしを

解答欄
① ／ ④ ／ ⑦（縦）
② ／ ⑥（縦）
② ／ ③ ／ ④ ／ ⑤（横）

問12

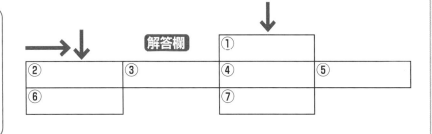

リスト
・声で　・木が
・鳥の　・生えている
・赤ちゃんが
・屋久島には　・なく
・大きな　・ひなが

解答欄
① ／ ③ ／ ⑦（縦）
② ／ ⑤ ／ ⑧ ／ ⑨（縦）
④ ／ ⑤ ／ ⑥ ／ ⑦（横）

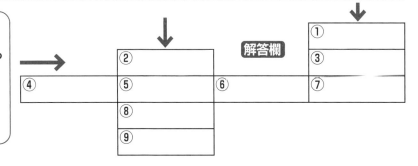

解答　問7 ①高層ビルが ②型紙に ③布地を ④たつ　問8 ①財布に ②大晦日に ③除夜の ④かねが ⑤鳴る ⑥ない　問9 ①犬は ②鼻が ③朝礼で ④話を ⑤きく　問10 ①ポケットに ②あつい ③お茶を ④いれる ⑤友情を ⑥育む　問11 ①川に ②話し合って ③相手の ④いしを ⑤確かめる ⑥解決する ⑦投げる　問12 ①鳥の ②屋久島には ③ひなが ④赤ちゃんが ⑤大きな ⑥声で ⑦なく ⑧木が ⑨生えている

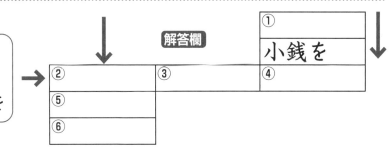

25日目 漢字スケルトン

難易度……4 ★★★★★

実践日　　月　　日

各問のリストにある二字熟語、三字熟語、四字熟語が共通の漢字でそれぞれつながるように各問のマスに入れていってください。１つだけ余った熟語が答えになります。

❶ 答え

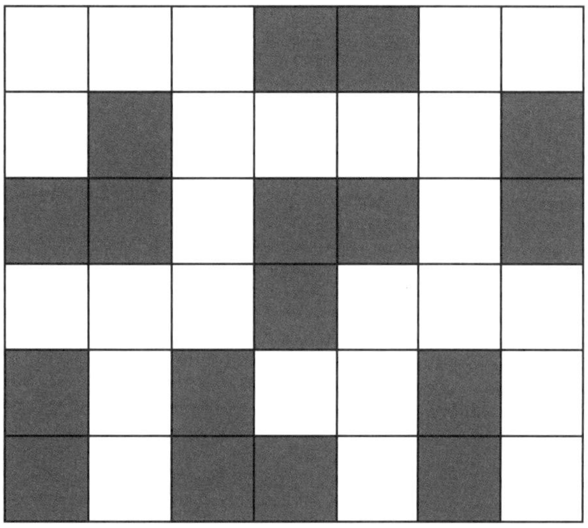

リスト
目的　即効　合図　合衆国　科目
逆効果　護身術　看護師　逆説的
的中率　科学小説　国語教師
語学留学

❷ 答え

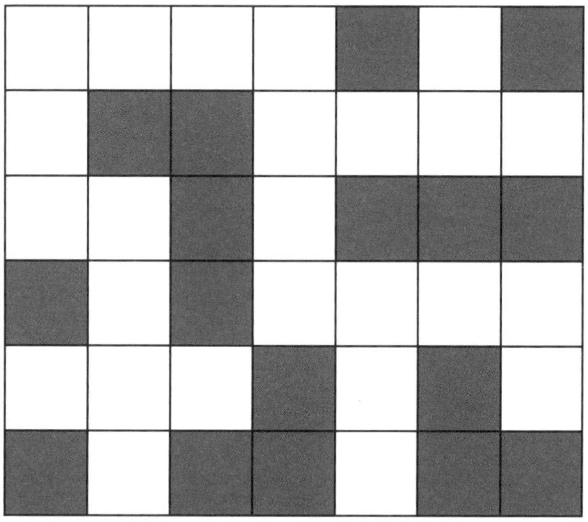

リスト
人工　国民　鋭角　共和国
自主的　進歩的　共同声明
治水工事　明治維新　新陳代謝
民主主義　新進気鋭

❸ 答え

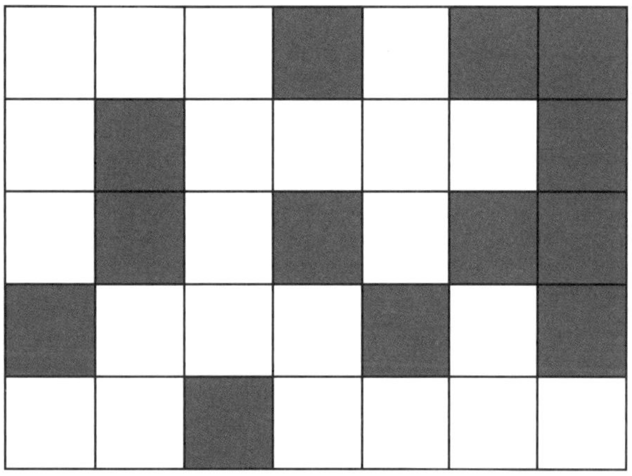

リスト
理解　不正　改正　強請　不義理
不条理　短編集　京人形　短絡的
中心人物　集中講義　解散請求

❹ 答え

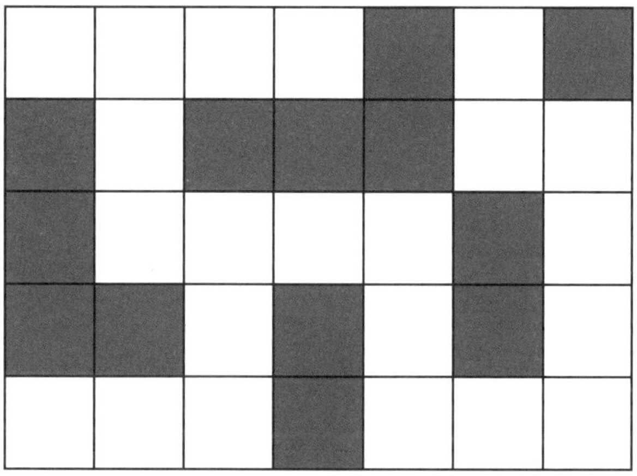

リスト
帝王　王道　健康美　経験則
実体験　美意識　未経験　神経質
精神統一　質実剛健　道路標識

解答は73ページをご覧ください。

脳活ポイント

注意力も判断力も向上！

リストにある熟語を５×７、もしくは６×７のマスに当てはめていくクロスワード風の脳トレです。注意力や判断力、推理力の強化に役立ちます。

正答数 ／8問 かかった時間

目標時間　50代まで 25分　60代 35分　70代以上 45分

⑤ 答え

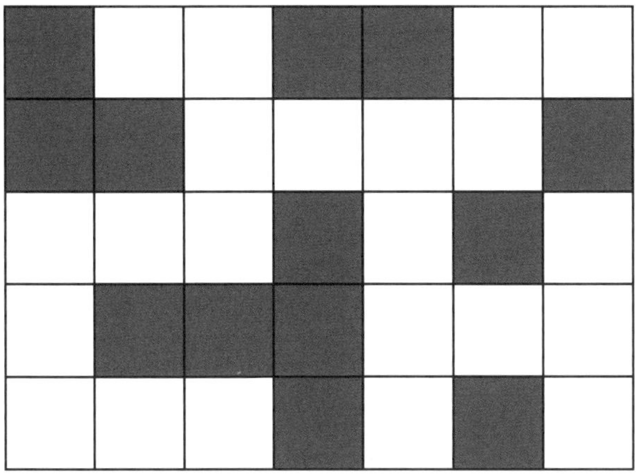

リスト
白夜　出現　白票　信号機　車検証
危険視　現住所　危機感　観測所
観覧車　住民投票　投資信託

⑥ 答え

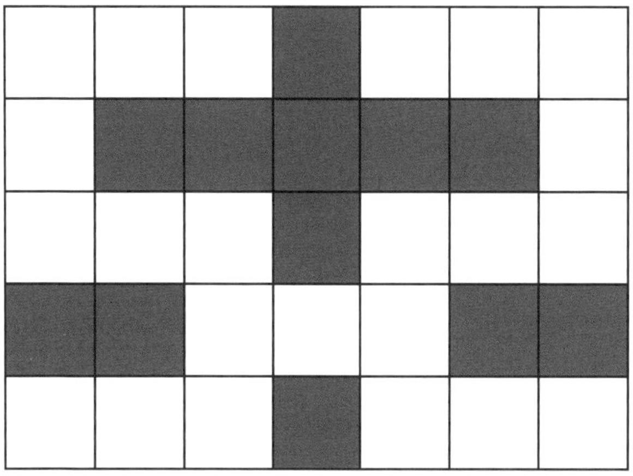

リスト
意気地　天気図　光合成　分子量
主題歌　夫婦愛　愛妻家　主成分
観光地　愛唱歌　天下人　人生観

⑦ 答え

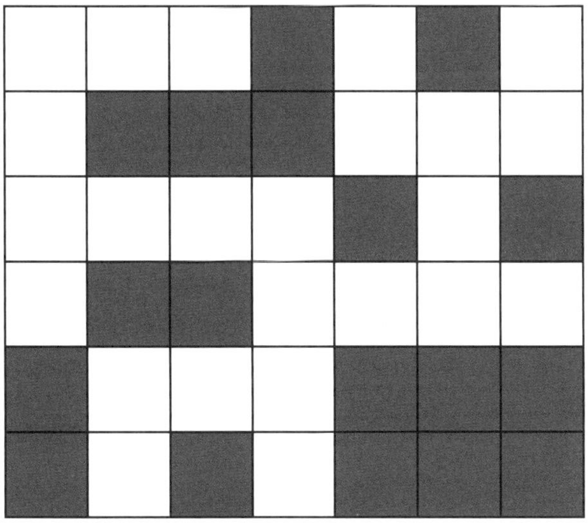

リスト
草履　蔵書　新鮮　既往歴　参加賞
新成人　履歴書　歴史学　文化主義
理工学部　義理人情　参考文献

⑧ 答え

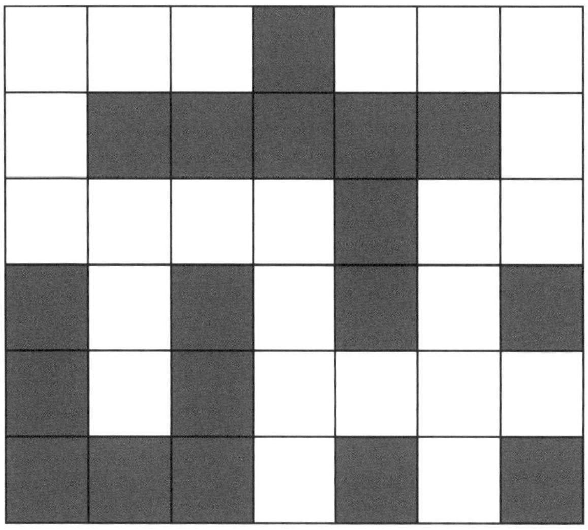

リスト
共感　地球儀　大天使　地中海
使命感　千秋楽　共存共栄　海千山千
共通言語　千差万別　万国共通

解答は73ページをご覧ください。

26日目

6マス推理

難易度……3 ★★★★★

実践日　　月　　日

各問の6つの□マスには、１～６の数字が１つずつ入ります。マスとマスの間にある数字は、入る数字の差を表しています。空欄のマスに入る数字を推理してください。

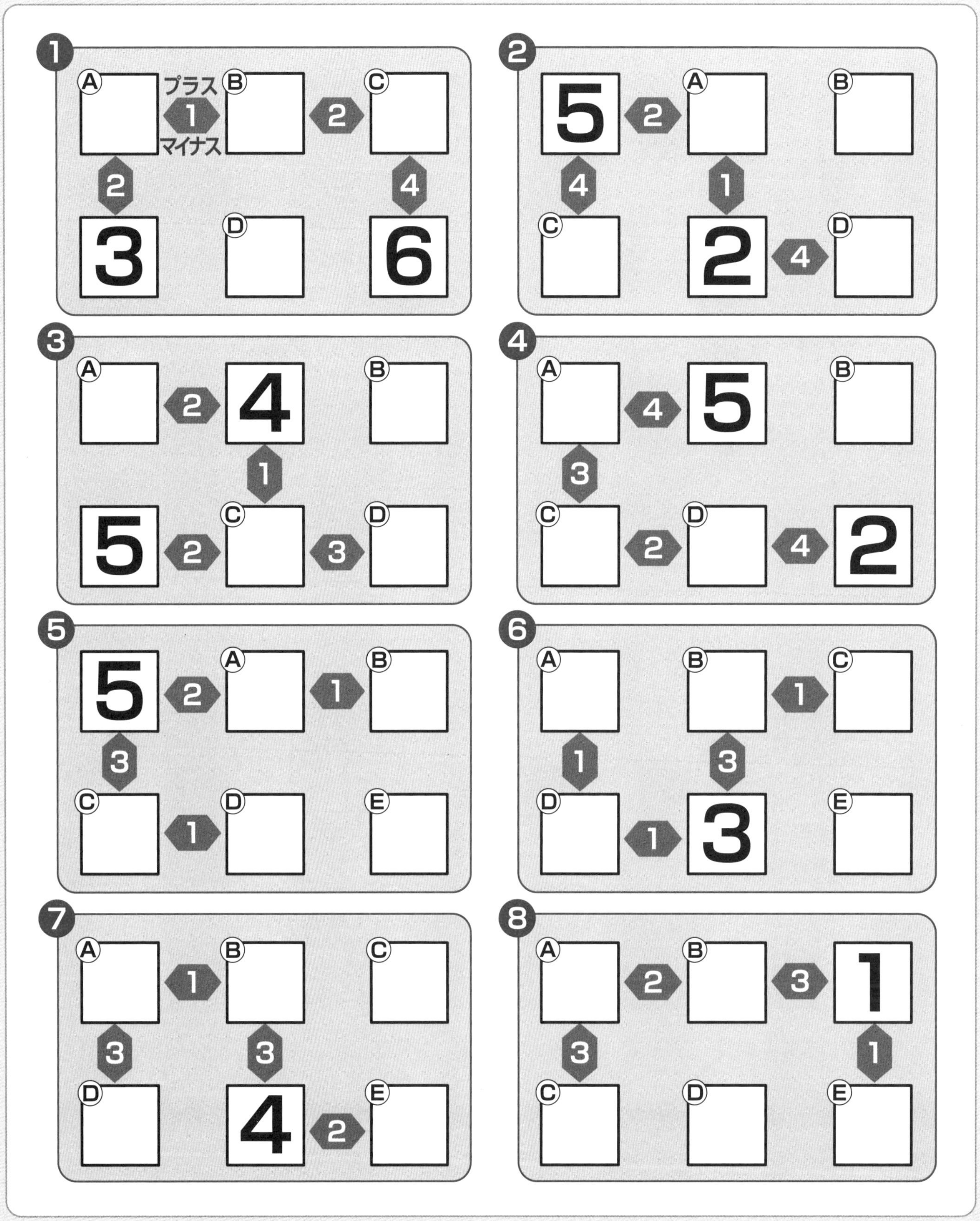

解答 ❶Ⓐ5 Ⓑ4 Ⓒ2 Ⓓ1　❷Ⓐ3 Ⓑ4 Ⓒ1 Ⓓ6　❸Ⓐ2 Ⓑ1 Ⓒ3 Ⓓ6　❹Ⓐ1 Ⓑ3 Ⓒ4 Ⓓ6
❺Ⓐ3 Ⓑ4 Ⓒ2 Ⓓ1 Ⓔ6　❻Ⓐ1 Ⓑ6 Ⓒ5 Ⓓ2 Ⓔ4　❼Ⓐ2 Ⓑ1 Ⓒ3 Ⓓ5 Ⓔ6　❽Ⓐ6 Ⓑ4 Ⓒ3 Ⓓ5 Ⓔ2

脳活ポイント

直感力と計算力を磨く！

マスとマスの間に入る数字の差をヒントに、１～６の数字を問題の各マスに１つずつ入れていく脳トレです。推理力や計算力、論理力を養います。

正答数	かかった時間
／72問	分

目標時間 50代まで 20分 60代 30分 70代以上 40分

9

Ⓐ		Ⓑ	プラス ◆2◆ マイナス	Ⓒ
		↕5		
2	◆4◆	Ⓓ	◆2◆	4

10

3		1		Ⓐ
		↕3		↕3
Ⓑ	◆2◆	Ⓒ	◆1◆	Ⓓ

11

5		Ⓐ		Ⓑ
↕1				↕1
Ⓒ	◆2◆	4	◆3◆	Ⓓ

12

1		Ⓐ		Ⓑ
↕4		↕2		
Ⓒ	◆3◆	2	◆4◆	Ⓓ

13

Ⓐ		Ⓑ	◆1◆	4
				↕1
Ⓒ	◆5◆	Ⓓ	◆4◆	Ⓔ

14

Ⓐ		Ⓑ	◆4◆	Ⓒ
		↕1		
Ⓓ	◆1◆	2	◆4◆	Ⓔ

15

Ⓐ	◆2◆	Ⓑ	◆2◆	Ⓒ
↕3				↕1
4		Ⓓ		Ⓔ

16

Ⓐ		Ⓑ		Ⓒ
↕1				↕4
Ⓓ	◆2◆	3	◆1◆	Ⓔ

解答 ⑨Ⓐ5 Ⓑ1 Ⓒ3 Ⓓ6 ⑩Ⓐ2 Ⓑ6 Ⓒ4 Ⓓ5 ⑪Ⓐ3 Ⓑ2 Ⓒ6 Ⓓ1 ⑫Ⓐ4 Ⓑ3 Ⓒ5 Ⓓ6
⑬Ⓐ2 Ⓑ3 Ⓒ6 Ⓓ1 Ⓔ5 ⑭Ⓐ4 Ⓑ1 Ⓒ5 Ⓓ3 Ⓔ6 ⑮Ⓐ1 Ⓑ3 Ⓒ5 Ⓓ2 Ⓔ6 ⑯Ⓐ4 Ⓑ1 Ⓒ6 Ⓓ5 Ⓔ2

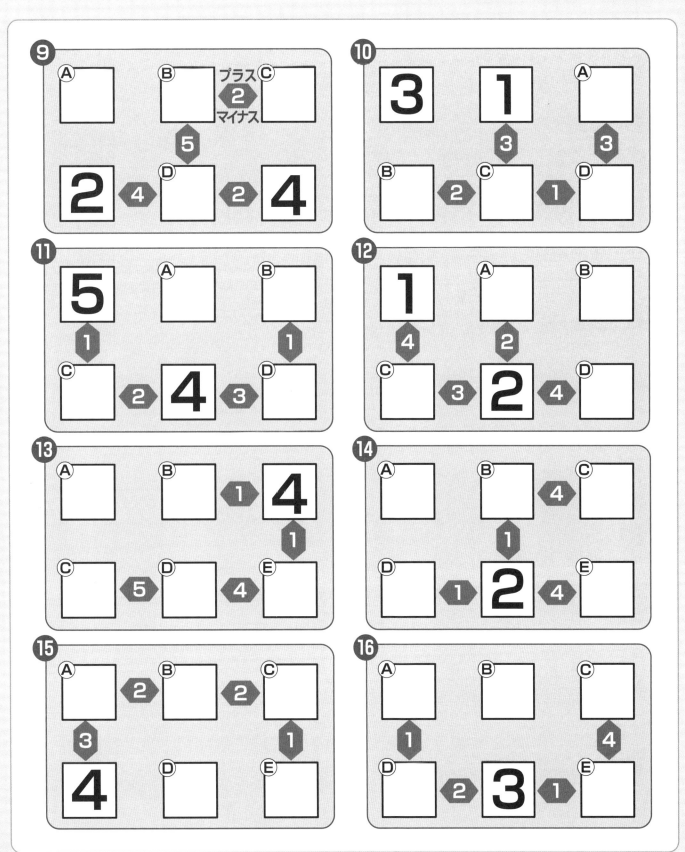

27日目 漢字なぞなぞ

難易度……5 ★★★★★

実践日 □月 □日

各問には漢字１文字が答えになるなぞなぞが出題されています。問題文を読んで、どんな漢字が思い浮かぶか推測し、解答欄に書いてください。下の解答には、なぜその漢字になるのかの理由が書かれています。

❶ 区民が必要としている地域はどこでしょう？ 答え □

❷ 故郷にいる魚はなんでしょう？ 答え □

❸ 嵐の風が過ぎ去り、上も下も見渡せた。その場所はどこでしょう？ 答え □

❹ 確かに持っていたはずの石を落としてしまった鳥はなんでしょう？ 答え □

❺ 苗の隣にいる動物はなんでしょう？ 答え □

❻ 点を上につけると動物、下につけると状態になる漢字はなんでしょう？ 答え □

❼ 8本の刀を皿にのせたときに見える漢字はなんでしょう？ 答え □

❽ 絵を描いていると左から虫がきた。この人が描いたものはなんでしょう？ 答え □

❾ 竹を乾かすと何かに変身した。それはなんでしょう？ 答え □

❿ 一～十のうち最も棒が多い数字はなんでしょう？ 答え □

解答
❶欧（必要としているを「欠かせない」と考えて区と並べる） ❷鯉（故郷を「里」と考える）
❸峠（嵐から風を取って、上下と合わせる） ❹鶴（確から石がなくなり、鳥が入る） ❺猫（けものへん「犭」と苗を並べる）
❻大（上に点をつけると「犬」、下に点をつけると「太」） ❼盆（八と刀を皿の上にのせる）
❽虹（絵「エ」の左に虫をつける） ❾竿（竹と干を並べる） ❿四（棒とは画数を表す。四は五画で最も多い）

脳活ポイント

柔軟な思考力を鍛える!

正答数	かかった時間
／20問	分

各問のなぞなぞの答えになる漢字１字が何かを考える脳トレです。柔軟な思考力を育み、想起力が鍛えられるほか、言語中枢の側頭葉が刺激されると考えられます。

目標時間

50代まで	60代	70代以上
30分	35分	40分

⑪ ある場所からドスンという音が聞こえてきた。その場所はどこでしょう？ 答え

⑫ 古くから住む人が地主にしている行為はなんでしょう？ 答え

⑬ 冠を被った子供が練習しているものはなんでしょう？ 答え

⑭ 「ノ」を上げると100倍も増える数字はなんでしょう？ 答え

⑮ 大と中と小が逆立ちをしました。顔色を変えることなくできたのはどれでしょう？ 答え

⑯ ガスが充満した部屋で食べてはいけない果物はなんでしょう？ 答え

⑰ 草の下に牙を埋めて出てくるものはなんでしょう？ 答え

⑱ バックミラーを気にしている動物を発見しました。その動物はなんでしょう？ 答え

⑲ １回ストップ。できた漢字はなんでしょう？ 答え

⑳ 洋服屋さんに列ができています。ここでやってはいけない行為とはなんでしょう？ 答え

解答
⑪ 寺（ドスンを「土寸」と考える）　⑫ 借（昔からいる人「イ」と考える）　⑬ 字（うかんむり「宀」を被った子供）
⑭ 十（十の上に「ノ」をつけると、100倍の「千」になる）　⑮ 中（中は逆さに書いても形が変わらない）
⑯ 柿（火気厳禁だから）　⑰ 芽（くさんむり「艹」と牙を並べる）　⑱ 牛（バックミラーで「後ろを見る」と「うし」が現れる）
⑲ 正（ストップを「止まる」と考え、一を合わせる）　⑳ 裂（洋服屋を「衣」と考えて列を並べる）

28日目 部屋探しクイズ

難易度……4 ★★★★★

実践日 [ ]月[ ]日

脳活マンション１～４号棟には、それぞれA～Eの５人しか住んでいません。A～Eが話す内容から、誰がどの部屋に住んでいるかを答えてください。わかったことをマンションの図に書き込むと、答えが導きやすいでしょう。

❶

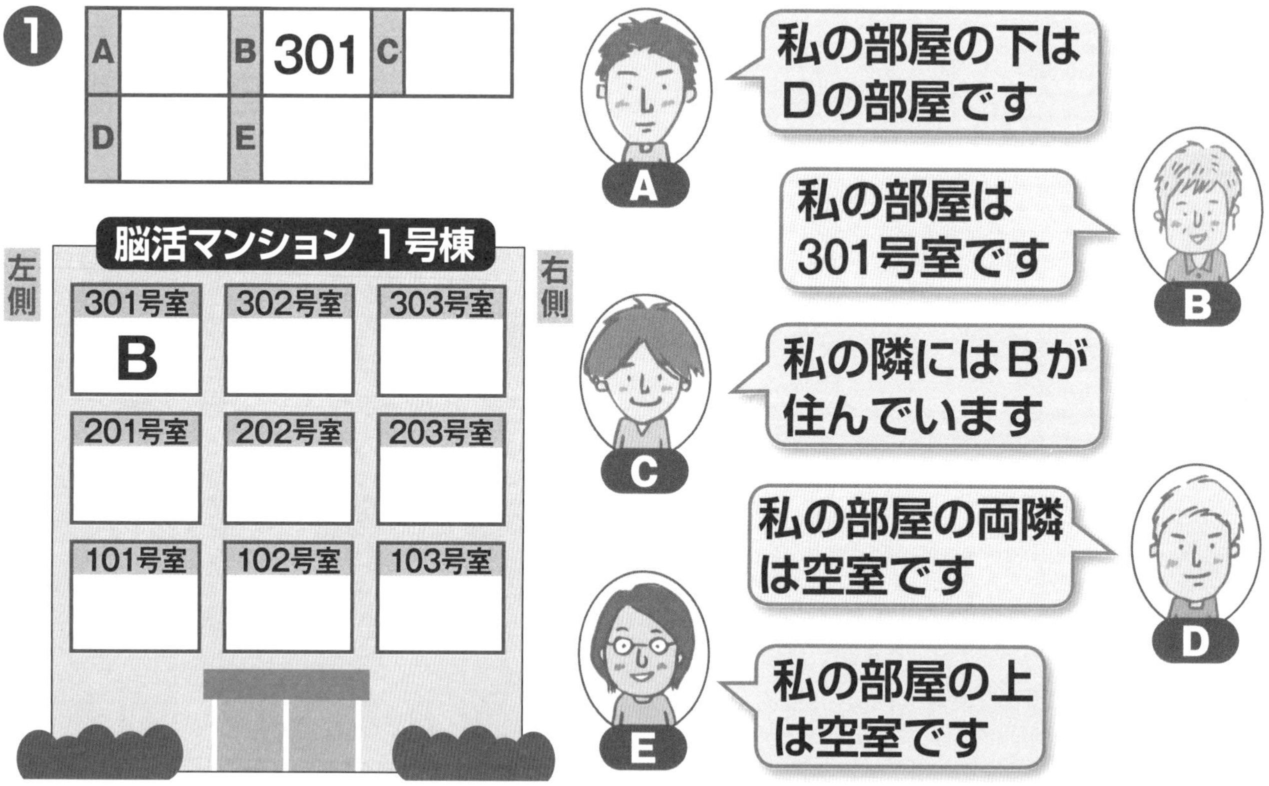

❷

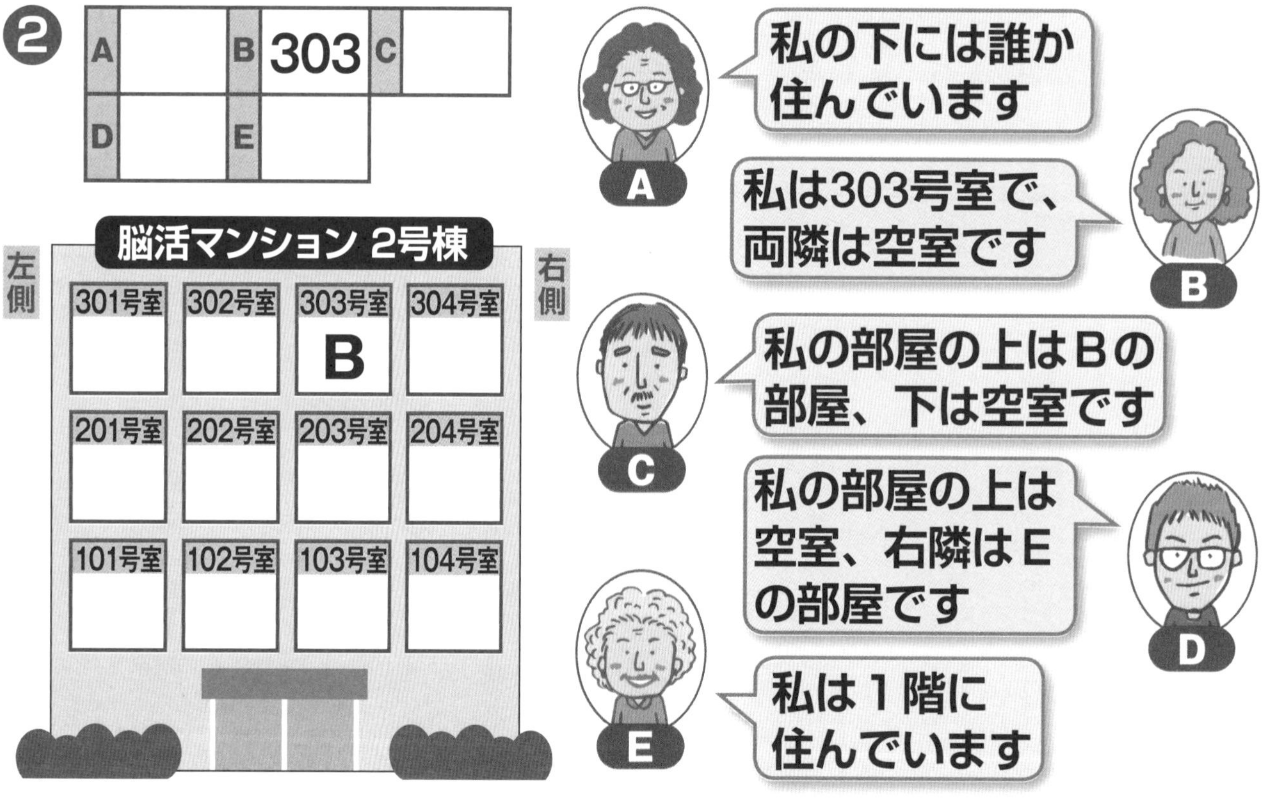

解答
❶ Aは202・Bは301・Cは302・Dは102・Eは203
❷ Aは202・Bは303・Cは203・Dは101・Eは102

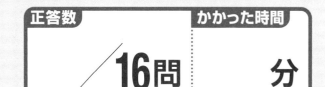

脳活ポイント

分析力と論理力を磨く！

5人が話す内容から、どの部屋に住んでいるかを答えるドリルです。問題のマンションはA～Eの5人しか住んでいないことも答えを導くポイントです。論理力・推理力・分析力が鍛えられます。

正答数	かかった時間
／16問	分

目標時間　50代まで 15分　60代 20分　70代以上 30分

❸

A		B	102	C	
D		E			

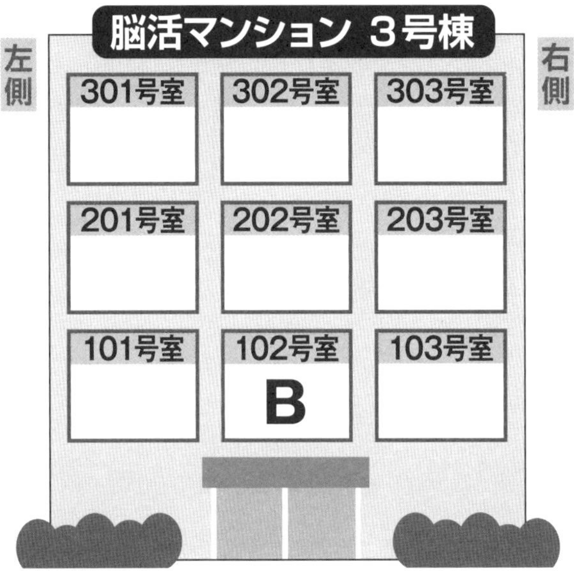

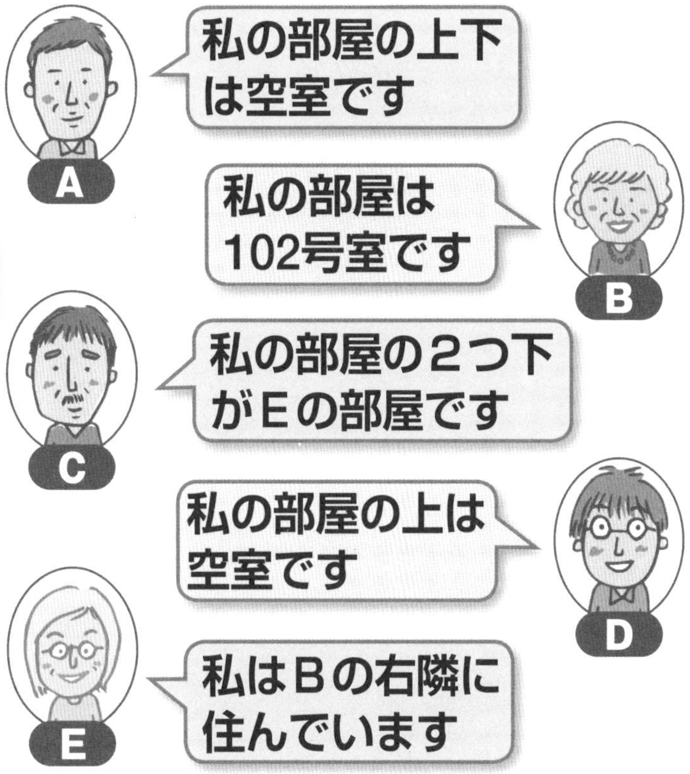

A
私の部屋の上下は空室です
B
私の部屋は102号室です
C
私の部屋の2つ下がEの部屋です
D
私の部屋の上は空室です
E
私はBの右隣に住んでいます

❹

A	203	B		C	
D		E			

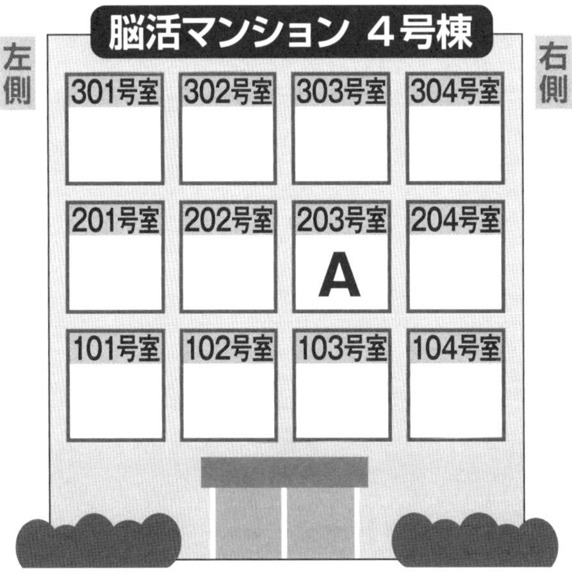

脳活マンション 4号棟
左側
右側
301号室
302号室
303号室
304号室
201号室
202号室
203号室
A
204号室
101号室
102号室
103号室
104号室

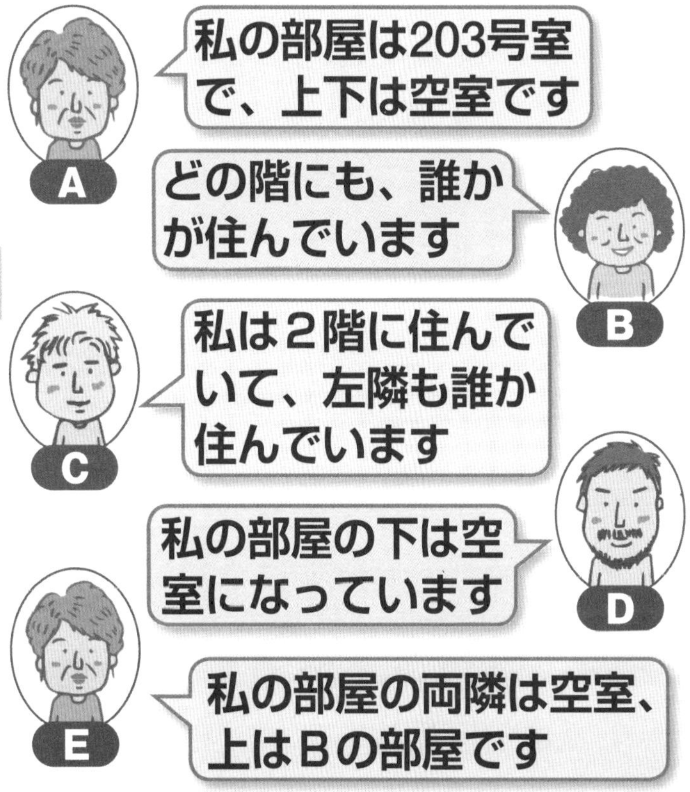

A
私の部屋は203号室で、上下は空室です
B
どの階にも、誰かが住んでいます
C
私は2階に住んでいて、左隣も誰か住んでいます
D
私の部屋の下は空室になっています
E
私の部屋の両隣は空室、上はBの部屋です

解答　❸ Aは201・Bは102・Cは303・Dは202・Eは103　❹ Aは203・Bは202・Cは204・Dは301・Eは102

29日目 面積寸法当てドリル

難易度……4 ★★★★★

実践日

　月　日

　三角形や四角形などの図形の面積や一辺の長さを求めるドリルです。上に示してある面積の公式を使えば、正解を導きやすくなります。できるだけメモを取らずにチャレンジしましょう。

面積の公式（サイズはcm）

- 正・長方形の面積（cm²）　縦×横
- 三角形の面積（cm²）　底辺×高さ÷2
- 台形の面積（cm²）　(上底+下底)×高さ÷2

❶

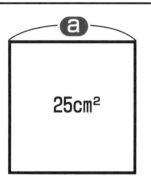

ⓐの長さは［　　］cm

❷

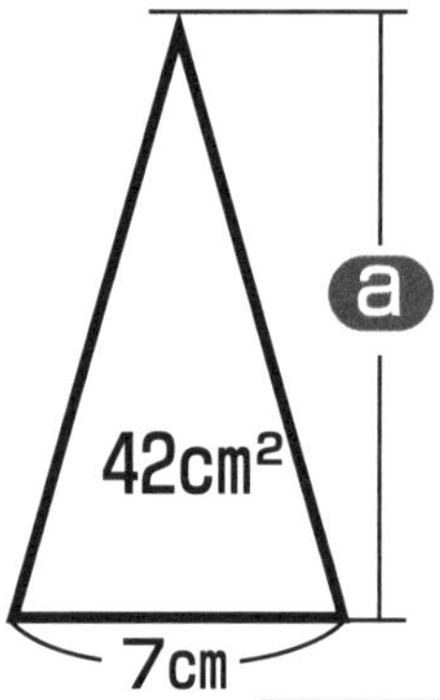

ⓐの高さは［　　］cm

❸

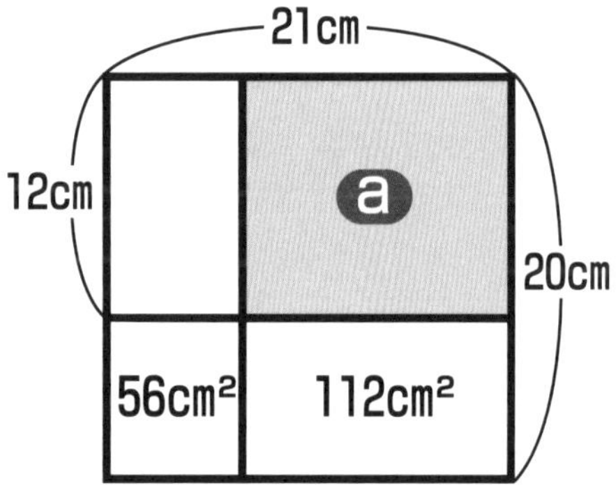

ⓐの面積は［　　］cm²

❹

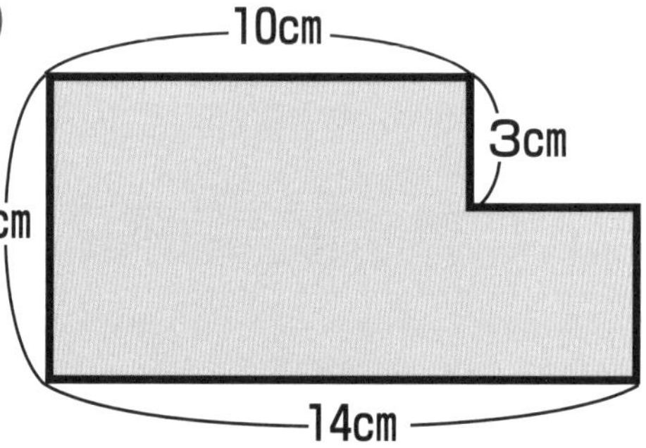

この図形の面積は［　　］cm²

❺

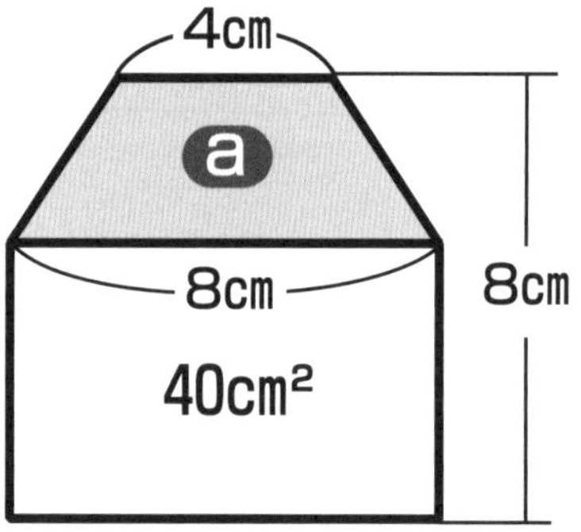

ⓐの面積は［　　］cm²

❻

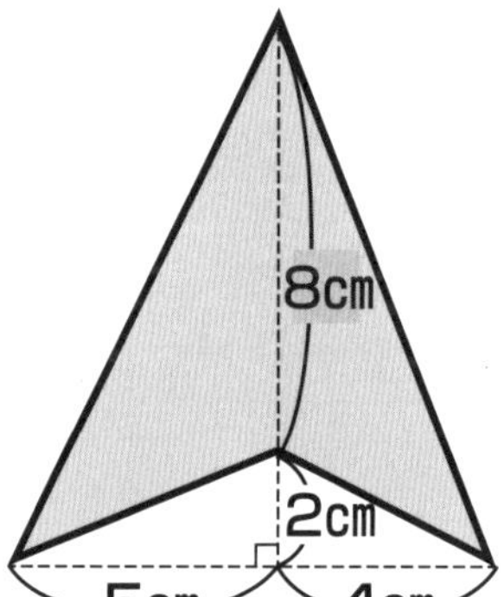

この図形の面積は［　　］cm²

解答　❶5cm　❷12cm　❸168㎠　❹86㎠　❺18㎠　❻36㎠

脳活ポイント

新基軸の計算脳トレ!

面積を求める計算の公式を使い、三角形や四角形などさまざまな図形の面積や一辺の長さを求める脳トレです。推理力や計算力が鍛えられます。

正答数	かかった時間
／12問	分

目標時間

50代まで	60代	70代以上
20分	30分	40分

面積の公式(サイズはcm)

正・長方形の面積(cm²) 縦×横

三角形の面積(cm²) 底辺×高さ÷2

台形の面積(cm²) (上底+下底)×高さ÷2

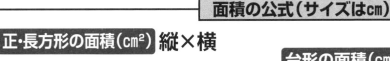

⑦

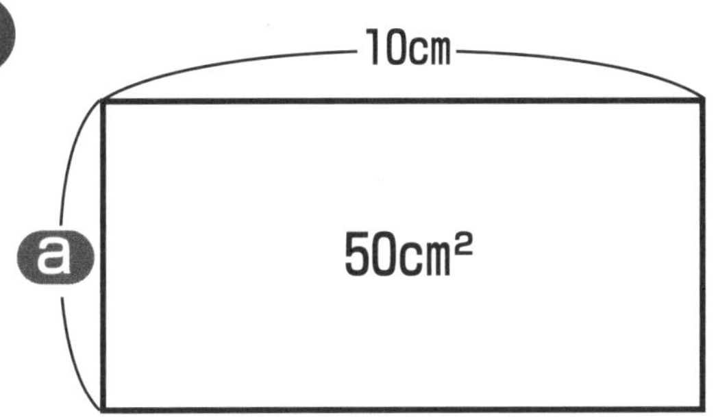

ⓐの長さは ☐ cm

⑩

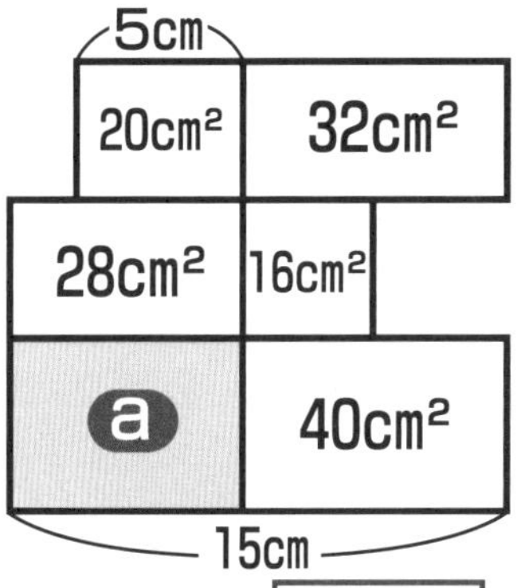

ⓐの面積は ☐ cm²

⑧

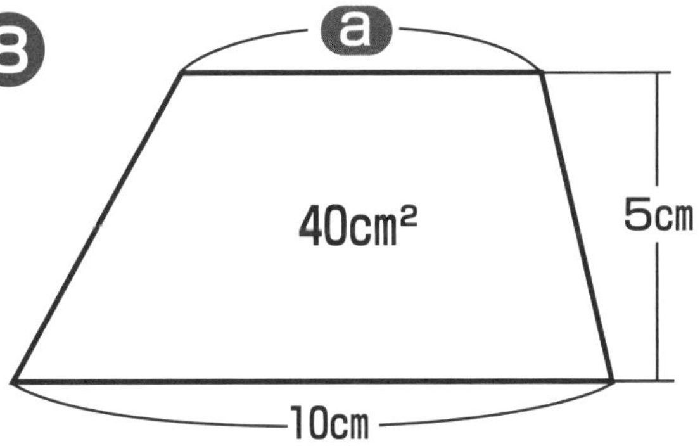

ⓐの長さは ☐ cm

⑪

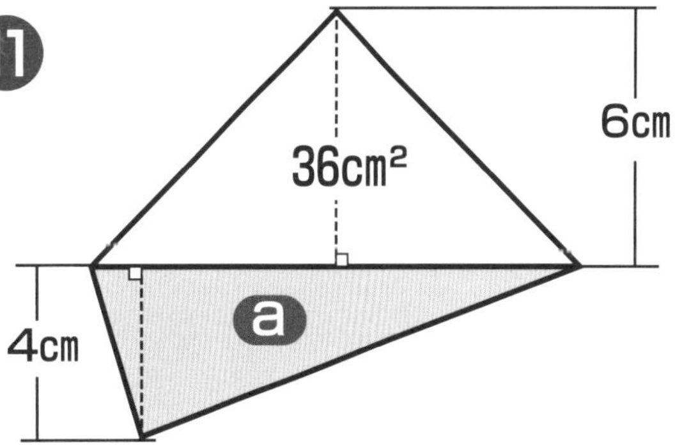

ⓐの面積は ☐ cm²

⑨

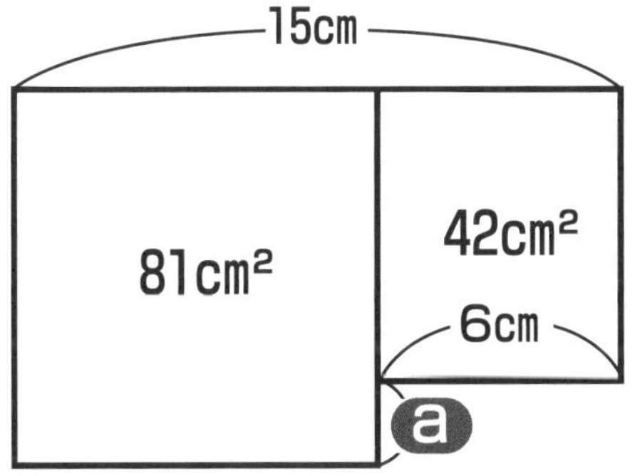

ⓐの長さは ☐ cm

⑫

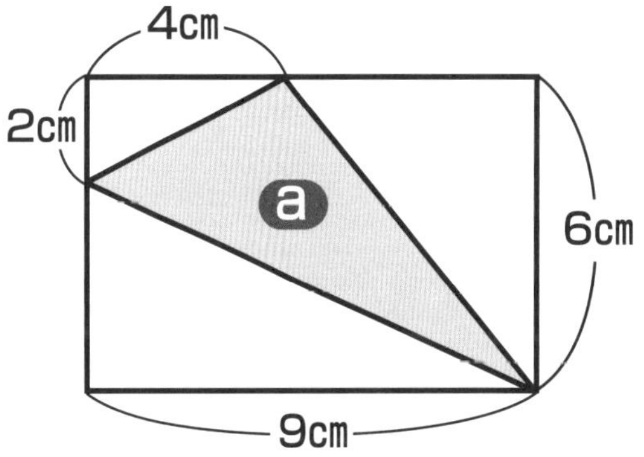

ⓐの面積は ☐ cm²

解答 ⑦5cm ⑧6cm ⑨2cm ⑩35㎠ ⑪24㎠ ⑫17㎠

30日目 音訓変換漢字

難易度……4 ★★★★★

実践日 　月　　日

ⒶⒸの①～⑧は訓読みの熟語が音読みで、ⒷⒹの①～⑧は音読みの熟語が訓読みで書かれています。それぞれの読み方を正しく変換して、もとの熟語を答えてください。使う漢字は、下のリストから選びましょう。

Ⓐ 訓読みの熟語を書く

① うまん
ヒント 今にも降り出しそう

② しきだん
ヒント 美形

③ ごみ
ヒント ○○が悪い

④ ばんぜん
ヒント 包丁が手放せない

⑤ おうしん
ヒント 卵

⑥ めいさつ
ヒント 胸のあたりにつけることがある

⑦ しりん
ヒント 給料の３ヵ月分？

⑧ ちょうじ
ヒント ちょうどいい頃合い

Ⓑ 音読みの熟語を書く

① まきくさ
ヒント 牛のご飯

② たまね
ヒント チューリップの栽培といえば

③ やどいのち
ヒント 逃れられない

④ なかもと
ヒント お世話になった人へ贈る

⑤ みあし
ヒント カメラや望遠鏡

⑥ こかず
ヒント 「0.1」「0.01」

⑦ ことみ
ヒント ○○はひとつ

⑧ たびむね
ヒント 動じない心

ⒶⒷのリスト

雨	宿	牧	元	実	味	根	板	中	色	度
小	時	男	草	潮	名	数	黄	事	輪	球
前	雲	札	脚	胸	後	身	指	三	命	

解答 Ⓐ①雨雲 ②色男 ③後味 ④板前 ⑤黄身 ⑥名札 ⑦指輪 ⑧潮時
Ⓑ①牧草 ②球根 ③宿命 ④中元 ⑤三脚 ⑥小数 ⑦事実 ⑧度胸

脳活ポイント

新しい漢字熟語クイズ！

音読みの熟語は訓読みで、訓読みの熟語は音読みで表記された問題を見て、リストから漢字を選んで正しい熟語を書く脳トレです。想起力や推理力の訓練になり、認知力が磨かれます。

正答数	かかった時間
／32問	分

目標時間　50代まで 30分　60代 40分　70代以上 50分

Ⓒ 訓読みの熟語を書く

① そうこう □□
ヒント 役所や病院ではまずここへ

② おくこん □□
ヒント 家のいちばん上

③ しゅし □□
ヒント 切手・ポスト

④ さんもう □□
ヒント ネコ

⑤ かか □□
ヒント 夏の風物詩

⑥ はくせい □□
ヒント 勝利

⑦ とうせん □□
ヒント 風呂桶

⑧ けつじょう □□
ヒント 知られていないいいところ

Ⓓ 音読みの熟語を書く

① たみいえ □□
ヒント 人が住んでいる

② あました □□
ヒント 金は○○のまわりもの

③ よふで □□
ヒント 本人の代わりに書く

④ くびあい □□
ヒント 内閣総理大臣

⑤ こえおび □□
ヒント のどの奥にある

⑥ きみこ □□
ヒント 危うきに近寄らず

⑦ いつわ □□
ヒント ４年に１度

⑧ はしまと □□
ヒント 要点をまとめて

ⒸⒹのリスト

毛	星	手	天	火	相	端	民	下	屋	帯
穴	花	筆	声	根	輪	湯	代	窓	三	五
口	船	子	白	家	紙	場	君	的	首	

解答
Ⓒ ①窓口 ②屋根 ③手紙 ④三毛 ⑤花火 ⑥白星 ⑦湯船 ⑧穴場
Ⓓ ①民家 ②天下 ③代筆 ④首相 ⑤声帯 ⑥君子 ⑦五輪 ⑧端的

番外編 吉川英治作『三国志』 なぞり書き音読シート

脳が元気になる！ 美文字になる！

実践日 　月 　日

まずは、薄く書かれた『三国志』の一部を音読しましょう。音読が終わったら、文字を鉛筆やボールペンなどで、ゆっくりとていねいになぞってください。

お健在であった。

その父曹嵩も、

「この子は鳳眼（ほうがん）だ」

といって、幼少の時から、大勢の子のうちでも、特に曹操を可愛がっていた。

鳳眼というのは鳳凰（ほうおう）の眼のように細くてしかも光があるという意味であった。

少年の頃になると、色は白く、髪は漆黒（しっこく）で、丹唇明眸（たんしんめいぼう）、中肉の美少年ではあり、しかも学舎の教師も、里人も、「恐いようなお児だ」と、その鬼才に怖（おそ）れた。

こんなこともあった。

少年の曹操は、学問など一を聞いて十を知るで、書物などにかじりついている日はちっとも見えない。游猟（ゆうりょう）が好きで弓を持って獣（けもの）を追ったり、早熟で不良を集めて村娘を誘拐（かどわか）したり、そんなことばかりやっていた。

参考文献 『三国志』（青空文庫）

脳活ポイント

脳全体を活性化!

音読をすることで脳の側頭葉、文字をバランスよく書くことで脳の前頭葉と頭頂葉、後頭葉が特に活性化されます。書写をした後も、毎朝の音読を習慣にしましょう。

『三国志』

魏 呉 蜀

小説家の吉川英治（1892～1962年）が執筆した歴史小説。中国の有名な歴史物語『三国志演義』を日本向けに大幅にアレンジした小説で、日本における三国志関連の作品に多大な影響を及ぼした。ここでは、作中第１巻「桃園の巻」の一部分を紹介。

曹操はまだ若い人だ。にわかに、彼の存在は近ごろ大きなものとなったが、その年歯風采はなお、白面の一青年でしかない。

年二十で、初めて洛陽の北都尉に任じられてから、数年のうちにその才幹は認められ、朝廷の少壮武官に列して、禁中紛乱、時局多事の中を、よく失脚もせず、いよいよその地歩を占めて、新旧勢力の大官中に伍し、いつのまにか若年ながら錚々たる朝臣の一員となっているところ、早くも凡物でない圭角は現れていた。

竹裏館の秘密会で、王允もいったとおり、彼の家柄は、元来名門であって、高祖覇業を立てて以来の——漢の丞相曹参が末孫だといわれている。

生れは沛国譙郡の産であるが、その父曹嵩は、宮内官たりし職を辞して、早くから野に下り、今では陳留に住んでいて、老齢だがな

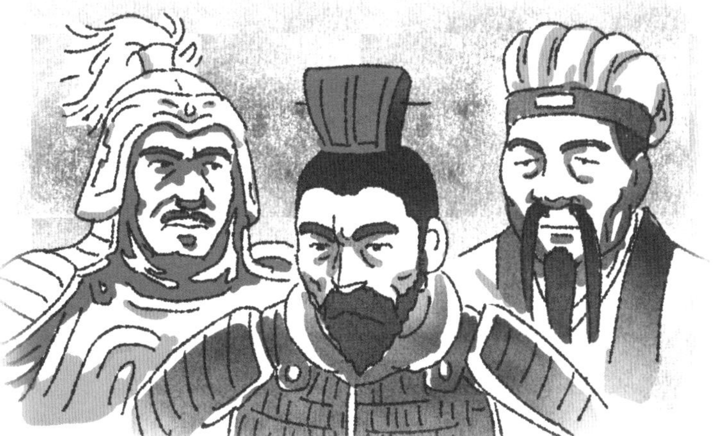

毎日脳活④ 解答

その他のドリルの解答は
各ページの下欄に記載しています。

9日目 スポーツ間違い探し

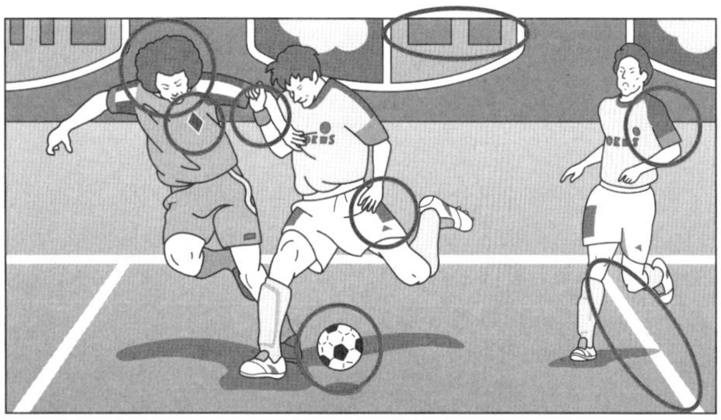

サッカー

❶左にいる選手の髪型
❷左にいる選手の胸元のマーク
❸中央にいる選手の右手首のリストバンド
❹中央にいる選手のパンツの模様
❺右の選手が着ているユニホームの肩の模様
❻右の選手の足元にあるコートライン
❼サッカーボールの向き
❽中央奥にある看板の模様

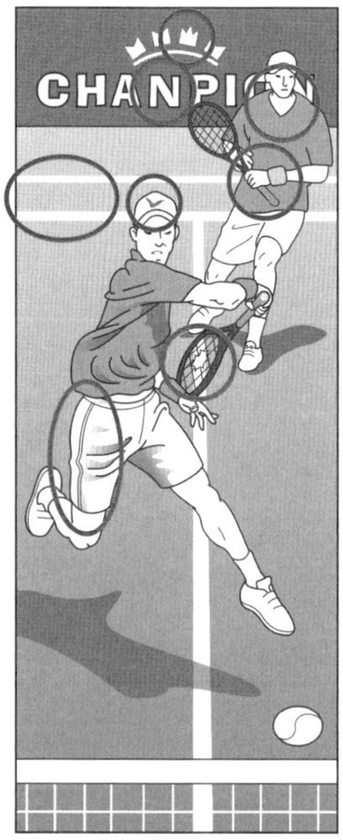

テニス

❶奥にある看板の「M」の文字
❷奥の看板に描かれた王冠の形
❸後衛の選手の襟ぐり
❹後衛の選手の
ラケットを持つ左手の位置
❺前衛の選手の帽子のマーク
❻前衛の選手が持つ
ラケットの面
❼前衛にいる選手の
パンツの模様
❽奥側にある
コートラインの位置

11日目 熟語ハニカム迷路

❶ 解答は「限度」

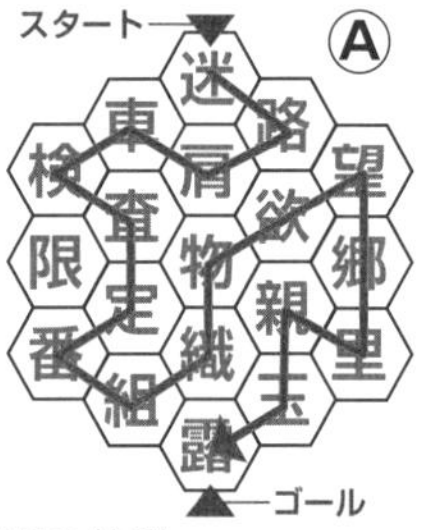

熟語の並び
迷路→路肩→肩車→車検→検査→査定→定番→番組→組織→織物→物欲→欲望→望郷→郷里→里親→親玉→玉露

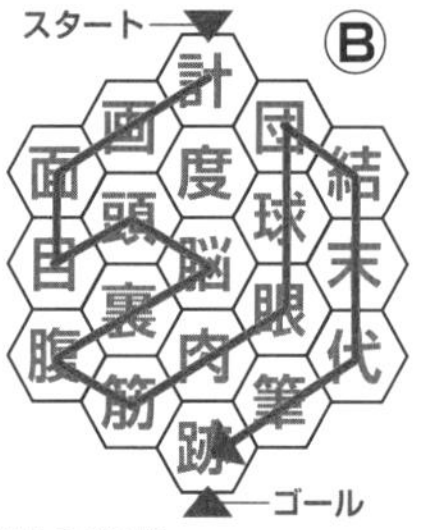

熟語の並び
計画→画面→面目→目頭→頭脳→脳裏→裏腹→腹筋→筋肉→肉眼→眼球→球団→団結→結末→末代→代筆→筆跡

❷ 解答は「話題」

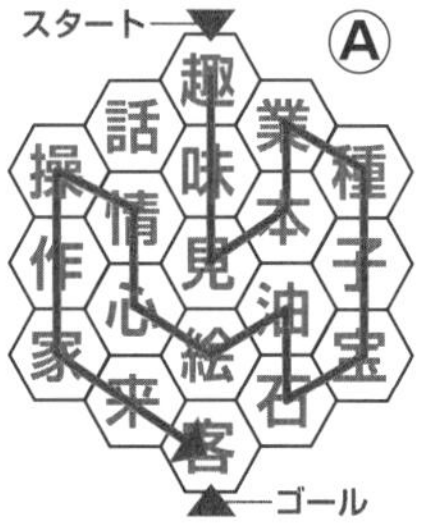

熟語の並び
趣味→味見→見本→本業→業種→種子→子宝→宝石→石油→油絵→絵心→心情→情操→操作→作家→家来→来客

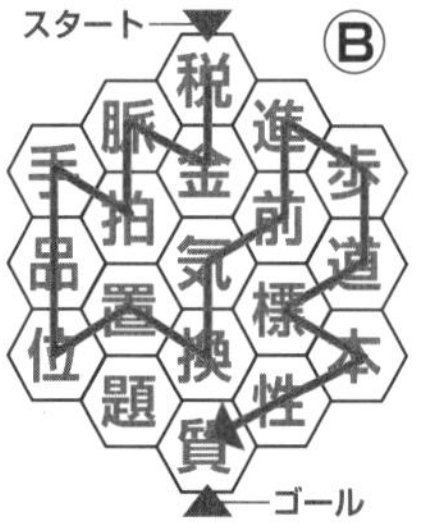

熟語の並び
税金→金脈→脈拍→拍手→手品→品位→位置→置換→換気→気前→前進→進歩→歩道→道標→標本→本性→性質

❸ 解答は「温室」

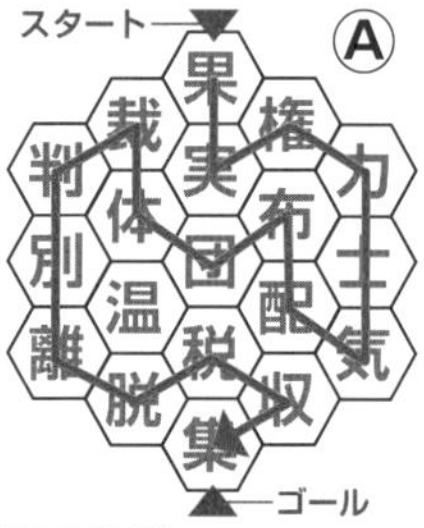

熟語の並び
果実→実権→権力→力士→士気→気配→配布→布団→団体→体裁→裁判→判別→別離→離脱→脱税→税収→収集

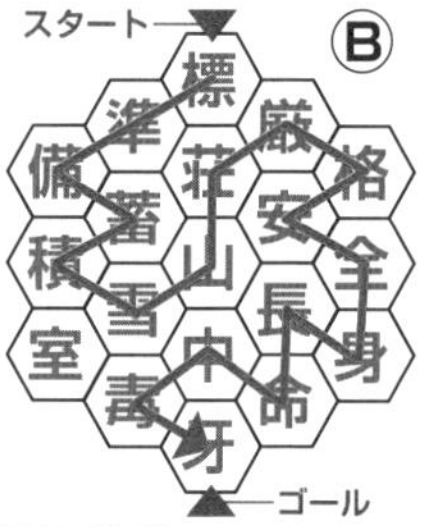

熟語の並び
標準→準備→備蓄→蓄積→積雪→雪山→山荘→荘厳→厳格→格安→安全→全身→身長→長命→命中→中毒→毒牙

❹ 解答は「山菜」

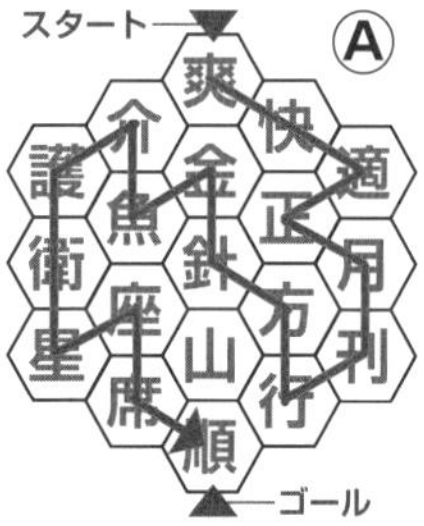

熟語の並び
爽快→快適→適正→正月→月刊→刊行→行方→方針→針金→金魚→魚介→介護→護衛→衛星→星座→座席→席順

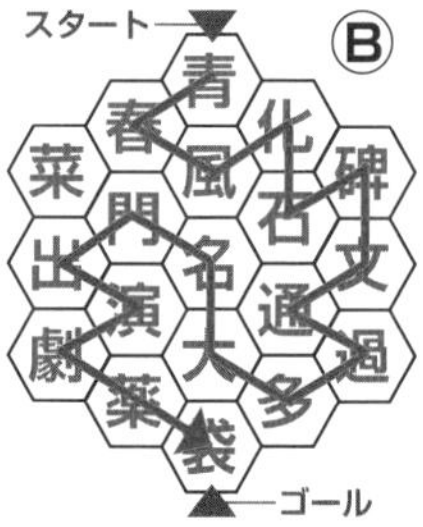

熟語の並び
青春→春風→風化→化石→石碑→碑文→文通→通過→過多→多大→大名→名門→門出→出演→演劇→劇薬→薬袋

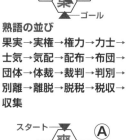

17日目 迷路で言葉クイズ

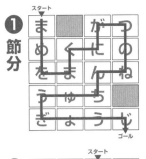

❶ 節分

ま		が	つ
め	く	に	の
を	ま	ん	ね
う	ゅ	ち	
ぎ	ょ	う	じ

❷ 平成

あ	の	わ	し
と	で	う	ょ
い	れ	ね	ん
わ		の	ご
の	ま	え	う

❸ 覆面

お	か	だ	れ
を	し	て	か
か	く		わ
る	す	く	か
も	の	な	ら

❹ 表札

も	ん	や	げ
か	か	か	ん
れ	が	ん	に
た	え	ま	あ
ふ	だ	な	る

❺ 磁石

つ	た	え	ぬ
の	ふ	の	と
じ		す	え
き	が	あ	る
ょ	く	の	も

❻ 空気

こ	と	り	い
き	で		れ
ゅ	う	さ	る
た	き	ん	そ
い	の	ど	な

❼ 京都

ん	き	や	ぎ
か	く	じ	ん
ふ	う	く	か
け	ど	じ	が
ん	と	る	あ

❽ 素人

れ	な	に	し
て	お	と	ご
ず	ら	ひ	と
み	く	な	の
じ	ゅ	と	こ

18日目 数字組み立てパズル

❶

	2	5	4	3
	2			3
3	4	4	2	5
1			4	
1	2	5	3	

❷

	5	3	4	3
	5			2
5	2	3	4	4
2			3	
3	2	5	5	

❸

3	3	3		2	4	5	3	2
1			1		2			2
1	3	5	5		2	4	3	5
4			5	4	3			

❹

3	2	5		4	2	5	5	2
4			4		4			4
3	2	4	2		3	3	2	5
5			5	3	3			

❺

2	3	4		2	4	5	2	4
4			2		3			4
5	3	3	3		4	3	3	2
3			5	3	5			

❻

5	2	3		4	4	3	3	5
4			4		2			2
2	4	2	2		5	5	1	5
2			2	4	2			

❼

	6	3	5	5
	3			4
6	6	5	4	3
4			4	
5	3	3	6	

❽

	3	5	4	4
	3			6
6	6	4	5	5
3			6	
4	4	6	3	

❾

3	6	3		5	3	6	3	6
4			4		4			5
6	5	3	5		4	5	6	5
4			4	4	3			

❿

3	5	3		4	5	5	6	6
4			3		4			4
5	3	4	4		3	5	3	6
6			3	6	6			

⓫

4	3	4		5	3	3	5	5
4			4		4			3
6	5	3	6		6	5	6	4
6			3	6	5			

⓬

4	3	6		3	4	4	5	3
4			6		6			5
3	6	5	5		5	4	6	6
5			4	3	3			

25日目 漢字スケルトン

❶ 目的

合	衆	国			科	目
図		語	学	留	学	
		教			小	
看	護	師		逆	説	的
	身		即	効		中
	術			果		率

❷ 新陳代謝

共	同	声	明		人	
和			治	水	工	事
国	民		維			
	主		新	進	気	鋭
自	主	的		歩		角
	義			的		

❸ 不条理

短	編	集		京		
絡		中	心	人	物	
的		講		形		
	不	義	理		強	
改	正		解	散	請	求

❹ 経験則

精	神	統	一		帝	
	経				王	道
	質	実	剛	健		路
		体		康		標
未	経	験		美	意	識

❺ 危険視

	出	現			白	夜
		住	民	投	票	
観	測	所		資		危
覧				信	号	機
車	検	証		託		感

❻ 愛妻家

天	気	図		夫	婦	愛
下						唱
人	生	観		主	題	歌
		光	合	成		
意	気	地		分	子	量

❼ 既往歴

参	加	賞		草		蔵
考				履	歴	書
文	化	主	義		史	
献			理	工	学	部
	新	成	人			
	鮮		情			

❽ 共通言語

地	球	儀		大	天	使
中						命
海	千	山	千		共	感
	秋		差		存	
	楽		万	国	共	通
			別		栄	

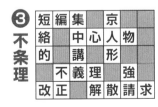

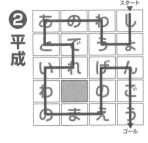

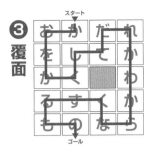

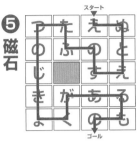

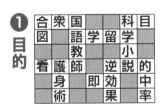

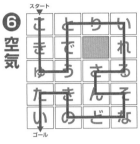

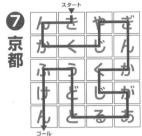

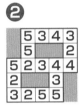

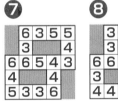

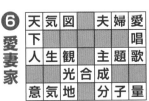

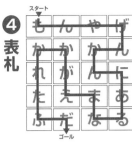

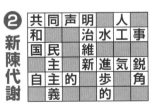

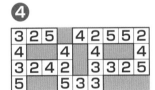

バックナンバー・続編のご案内

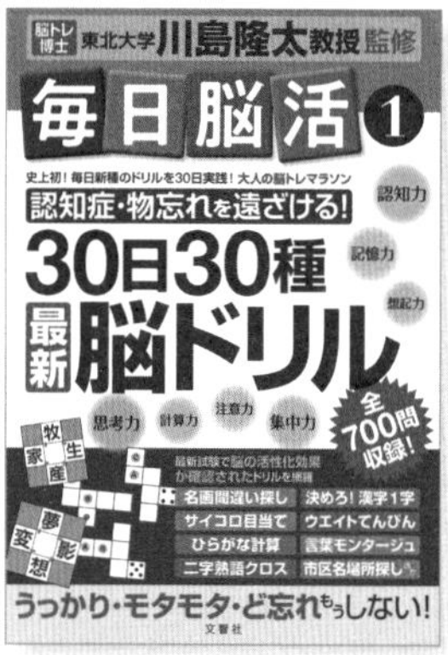

毎日脳活①

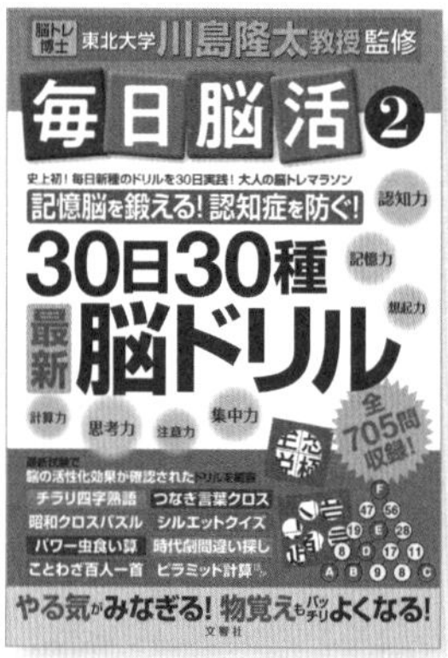

毎日脳活②

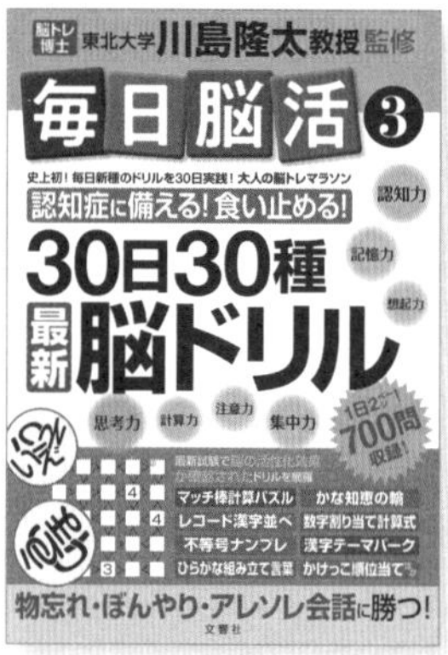

毎日脳活③

‥‥さらに続きます。

30日間、お疲れさまでした! お楽しみいただけたでしょうか。
『毎日脳活』には新種の楽しい問題がまだまだたくさんあります。
ご希望の方には、『毎日脳活』のバックナンバーや続編を、
お電話一本でお届けさせていただきます。ぜひご注文ください!
みなさまからのさらなる挑戦をお待ちしております。

〈愛読者の声〉

毎日違ったドリルができるというのはいいですね。1号につき2冊買って主人と競争しています。私は国語系が得意で、主人はパズル・計算系が得意。わからないところは、お互い聞きながら楽しんでいます。ドリルをやりはじめてから、頭が冴えたような気がします。

川島隆太先生の本だから買ってみました。ドリルをやってみると、本当におもしろくてついつい3、4日分のドリルをやってしまいます。「毎日脳活」1号の中では、二字熟語クロスが大好きで、同じようなドリルをもっとやりたいです。次の号が早く出ないかなと首を長くして待っています。

●ご注文方法

お近くに書店がない方はお電話でご注文ください。

通話料無料 0120-966-081

(9:30～18:00 日・祝・年末年始は除く)

「『毎日脳活』〇巻のご注文」とお伝えください。

定価968円(本体880円+税10%)

●お支払い方法:後払い(コンビニ・郵便局)

- 振込用紙を同封しますので、コンビニエンスストア・郵便局でお支払いください。
- 送料を別途410円(税込)ご負担いただきます。

(送料は変更になる場合がございます)

毎日脳活④
30日30種 最新脳ドリル

2021年12月14日 第1刷発行

編集人 安藤宣明
企画統括 石井弘行 明星真司
編集 株式会社 わかさ出版
装丁/デザイン カラーズ
イラスト 前田達彦
Adobe Stock

発行人 山本周嗣
発行所 株式会社 文響社
〒105-0001
東京都港区虎ノ門2丁目2-5
共同通信会館9階
ホームページ https://bunkyosha.com
お問い合わせ info@bunkyosha.com

印刷 大日本印刷株式会社
製本 古宮製本株式会社

ISBN 978-4-86651-450-5

本書のドリル問題は『脳活道場』(わかさ出版刊)に掲載されたものを一部改変の上、収録しています。